TANDEN BREATHING METHOD
OF HAKUIN
MURAKI HIROMASA

村木弘昌

『夜船閑話』の
健康法に学ぶ

白隠の丹田呼吸法

春秋社

はじめに——現代人の健康のために

最近の科学技術と医学は、まさに驚くべき進歩発展ぶりである。

かつて人間がこの地球上で生命活動を始めて以来、長い間——二十世紀の前半まで、少なからぬ人間生命を奪い去ったのは、数々の伝染病であった。その原因は、肉眼では見えない病原微生物のなせる仕業《しわざ》であった。

この天敵を克服する道がひらかれたのは、二十世紀の半ばであった。化学療法や抗生物質の開発が進み、数々の伝染病つまり感染性の疾患はその大半が克服されたのであった。

数々の病原微生物はすべて、体外からの侵入によるものであった。ところが伝染病が克服された後も、他の病気が増えはじめた。

それはガンをはじめとし、脳卒中・心筋梗塞といった三大成人病が多くなったことであり、その死亡数は全死亡数の約六十二パーセントという高率となっている。その他糖尿病、肝炎、腎炎、消化性潰瘍を含む消化器疾患、呼吸器・循環器・神経系あるいは筋骨格系などの諸病のように、その原因が体内に起因するものが多い。

国民の医療費は毎年増加の一途をたどっている。さらに高年齢者の増加とともに病気も増えてゆく。「病気に薬」という直結現象とは別に、自分の病気はみずからの努力で克服しようという考え方を開発した丹田《たんでん》呼吸などは、今後大いに活用していきたいものである。

江戸時代の中期、禅の名僧白隠《はくいん》は医道にも通じ、そしてみずからも丹田呼吸の大実践家であった。まさに実践を伴ったすばらしい医僧であったと思う。

激しい禅修行中に生じた難治の禅病を、「内観《ないかん》の秘法」「軟酥《なんそ》の法」といった想念を用いた丹田呼吸によって見事に克服した。そればかりでなく、後年、白隠禅師の活力禅を慕って全国から原の松蔭《しょういん》寺に参集した修行僧の中には、激しい禅修行で師と同様な禅病に苦しむ者が続出したが、そこで彼らを救うために書かれたのが『夜船閑話《やせんかんな》』であった。

その『夜船閑話』の文中のハイライトは、白隠が白幽《はくゆう》仙人から丹田呼吸を伝授されるという箇所である。

「心《しん》火逆上《かぎゃくじょう》し、肺金焦枯《はいきんしょうこ》す」、または「心火熾衝《ししょう》して肺金焦薄《しょうはく》す」という言葉が、『夜船閑話』のみならず『遠羅天釜《おらてがま》』その他にも記載されている。これは体腔《たいこう》の圧変動学から見れば胸腔の強陽圧の状態である。つまり声帯を閉鎖して強く息を止めているわけで、これでは全身から心臓へ還《かえ》るべき静脈血がストップしてしまう。静脈血を心臓へ迎え入れることができないと肺への血液もストップし、それは死につながる。

胸に力を入れて息を止めることを努責《どせき》というが、白隠は初め、この体腔の圧変動学の上で最悪の努責を、すばらしい呼吸と間違え、実行して死ぬばかりの体験をしている。「已哉《やんぬるかな》、観理《かんり》度に過ぎ、進修《しんしゅう》節を失して、終《つい》に此《こ》の重症を発す」と白幽仙人に歎かせた白隠はそこで努責の弊害に気がつき、今度は真にすぐれた呼気性丹田呼吸に切りかえたのであった。その結果、体の健康を取り戻したばかりでなく、人生における最高の禅的境地を展開し、大自在力を得たのである。

釈尊《しゃくそん》もまた二千年以上も前にすでにこの努責を体験されている。六年にわたる苦行生活中、断息をされた。断息とは激しい息の止め方で、「脳天を鋭利な刃物で突き刺される痛みを感じた」と仏典の苦行編に記載されている。まさに努責であったと思う。

まかり間違えば、心・肺の血液がストップしてしまうほどの努責を体験された釈尊も白隠も、そのはなはだしい試行錯誤を跳躍台として、それ以後はすばらしい長呼気丹田呼吸と短息丹田呼吸とを生涯心がけられた。そうした心をこめた呼吸を常時つづけることによって、そこから心身ともにすぐれた能力が泉のごとく湧き出たのであった。

私たちもこの出る息に心をこめ、入る息には心を放つという呼吸法を大いに活用するならば、期せずして大量の酸素を血中に送り込むこととなる。まさにバイオリズム呼吸である。

『夜船閑話』の本文に記載されている「上部清涼・下部温暖」、つまり心をこめて息を出すことにより、頭も胸もさわやかとなり、下半身が暖かくなることは、体験してみるとわかる。これは体細胞からは熱エネルギーと化学エネルギーが大量に生ずるからである。

白隠のすぐれた活力禅の背後には秘密があった。それは出る息に心をこめるという呼吸であり、ひさご腹丹田呼吸であった。これは『夜船閑話』に「臍下瓠然《さいかこぜん》として未《いま》だ篠打《しのう》ちせざる鞠《まり》の如《ごと》けん」と出てくるように、みずおち下が深く括《くび》れて、しかもきりっと緊《しま》った腹である。

実は白隠のひさご腹丹田呼吸の研究と実践に九十年の生涯を傾けて、この丹田呼吸のすばらしさを実証し世にひろめた人がいる。それは調和道の開祖藤田霊斎《れいさい》師（一八六八―一九五六）である。白隠（一六八五―一七六八）示寂のちょうど百年後の明治元年に生まれているのも、何か不思議な縁を感ずる。

白隠禅師は臨済禅の興隆に、そして霊斎師は白隠のひさご腹丹田呼吸の普及に生涯を傾けられた。

白隠は臨済禅の中興の祖と仰がれたばかりか、当時の人々の諸病の治療に貢献するところ大であり、またその著『夜船閑話』は現代の多くの人々にも愛読され、現代病克服に大いに貢献しつつある。それを知ったら今は亡き白隠禅師も霊斎師もひさご腹を抱《かか》えて大笑するであろう。

白隠の丹田呼吸法……目　次

はじめに――現代人の健康のために　i

第三章 白隠禅師の活力禅と丹田呼吸

第四章　正しい呼吸・よい呼吸

白隠の丹田呼吸法

『夜船閑話』の健康法に学ぶ

第一章

白隠禅師と夜船閑話

白隠の体験談を綴った秘法の書

臨済禅の中興の祖、五百年に一人の傑出した人物といわれる白隠禅師は、若くして悟りを得るが、あまりに峻厳な修行が重なり、禅病《ぜんびょう》にとりつかれる。詳細は後述するが、それは五臓《ごぞう》六腑《ろっぷ》全身におよび、鍼《しん》、灸《きゅう》、薬《やく》、名医をもってしても治療はおぼつかないという難治の重症であった。この難病を治癒させる方法はただ一つ、京都近郊の白河山中に巌居する白幽《はくゆう》老人の秘法に頼るしかない、と知り、白隠禅師は仙人のような白幽老人を訪ね、教示を願う。

白幽老人が伝授してくれたのが『内観《ないかん》の秘法』『軟酥《なんそ》の法』であった。これすなわち丹田呼吸法なり、というのが本書の論旨でもあるのだが、それは一時脇におき、ともかく白隠禅師は白幽老人の主としてこの二法で、禅病をみずから見事に克服してしまう。要旨だけ記すなら、このときの体験談を綴ったのが『夜船閑話』という著書であるが、同書が上梓《じょうし》されるまでには、いささか複雑な経緯がある。

白隠禅師が禅病にかかったのは二十代の半ばである。白幽老人に会い、秘法を伝授され、その教えられた呼吸法で治療にとりかかったのは二十六歳（年齢は数え、以下同様）のころ。完治するまでに三年、とあるから、完全な健康体を取り戻したのは三十路一歩手前といえよう。

ところが、『夜船閑話』が上梓されたのは白隠禅師七十三歳のときであるから、体験後、実に四十余年を経てのことであった。

この四十余年の間、白隠禅師は常に丹田呼吸法で健康体を維持し、後年、臨済禅中興の祖といわれるほどの大活躍をつづけ、八十四歳の天寿を全《まっと》うする。晩年ともいうべき七十三歳のときに上梓したが、実は、草稿はずっと前に出来上がっていた。いや、出来上がっていた、という構成で『夜船閑話』は成り立っている。つまり、禅病克服から四十余年を経て、たまたま体験記出版の機会が到来した、という構成なのである。機会到来というのは、現代流にいうなら、幻の名作の草稿を求めて出版社の人がやってきた、とでもいえようか。ともかくそういう形になっている。

白隠禅師は自分が健康体を取り戻したのち、同じように禅病に悩む修行僧たちにその秘法を伝授し、病魔から救っている。伝授が口伝《くでん》の場合もあったろうが、すでに脱稿していた『夜船閑話』の草稿の全部もしくは一部を模写させたこともあったらしい。あるいは密《ひそ》かに口伝を記述した修行僧もいたであろう。そういった一部の修行僧たちは、秘法のメモを掌中の玉のごとく大切に保持していた。門外不出の秘法として、だれにも見せない。

こうして、幻の名作の噂がたった。出版社の人がこれを見逃がすわけはなく、はたして京都の小川屋源兵衛という版元が白隠禅師を訪ね、刊行を申し出た。それに応えて、古い虫喰いの草稿を持ちだし、弟子たちが訂正、清書し、白隠禅師が加筆、上梓したのが『夜船閑話』である。この経緯は、「夜船閑話序文」に説明されている。

世に出た『夜船閑話』は大ベストセラーになった。上梓されたのは宝暦七年（一七五七）というから今から二百年以上も前のことだが、その人気は脈々として現代に至り、白隠禅師・夜船閑話・内観の秘法・軟酥の法といった名称は、今もなお、巷間に知られるところであるから、大ベストセラーであると同時に大ロングセラーであるともいえよう。

こういった背景で『夜船閑話』は誕生した。本書の提唱は、『夜船閑話』の主題の「内観の秘法」「軟酥の法」イコール長呼気丹田呼吸法というところにあるが、その説明に先立って、白隠禅師の生い立ちを中心に、禅病克服までの経緯をいますこし詳しくたどってみよう。

青年慧鶴の人生の迷い

白隠禅師（一六八五―一七六八）は貞享二年十二月二十五日、富士山の裾野近くの原《はら》の宿《しゅく》で生まれ育った。父は源義経の家来で勇猛名高い鈴木三郎重家の子孫の杉山氏、母は原の宿の駅《えき》亭《てい》（宿場）の長である信心深い長沢氏の娘であった。二人の間には三男二女があり、白隠禅師は三男坊だった。

白隠禅師の呼称は後年のもので、幼名は岩次郎といい、三歳までは歩くこともできないほどの病弱であったという。

しかし頭脳はすばらしく、記憶力は抜群であった。四歳のとき、三百字もある小夜《さよ》中山の村歌を一語も誤りなく歌って歩き、それを聞いた村人を驚かしたという。また五歳ごろから自然の風景の移り変わりの不思議さに深い関心をよせ、海辺に近かったため、朝な夕なの雲の消え去り変わりゆくさまをじっとながめては、涙ぐむというほど多感な少年であったという。

当時の風呂釜は五右衛門釜といい、鉄製で底のほうから薪木《たきぎ》で湯を沸かすのであるが、火力が強くなるにつれてじんじんと音をたてて熱くなってゆく。私も子どものころ、こうした経験がある。岩次郎は少年時代、母に伴われて寺に行き、しばしば説法を聞いたが、あの風呂釜の音をたてながら熱くなりゆくさまから「地獄の責苦」を連想し、内心恐れたといわれている。

実は、これが岩次郎には仏縁で、子ども心に地獄の恐ろしさが頭から拭いきれず、信心すればその恐ろしさから逃れられるだろうと経典を読誦《どくじゅ》するようになる。つまり誦経によって地獄除《よ》けのまじないを求めたのだ。

十二歳ごろより『般若心経』や『観音経』『金剛経』なども読み、やがて仏門に入る。十四歳のとき、原の松蔭寺《しょういんじ》の単嶺《たんれい》和尚のもとで得度《とくど》し、名を慧鶴《えかく》と改めて修行がはじまった。しかし師匠がやがて病気になり、そのため沼津の大聖寺《だいしょうじ》の息道《そくどう》和尚についてさらに修行に励む。

修行は真剣そのものであったが、やがて慧鶴はこの修行に疑問を抱く。仏典の中でもとくに重要視されている『法華経』には譬《たと》え話が多く、幻滅を感じる。このような仏典に功徳《くどく》があるならば、諸子百家の詩書のほうがはるかに功徳があるのではないかと迷いはじめたのだ。

かく迷うほどに仏道の価値と功徳に不信を抱き、人間苦の救いを文学に見出そうとした。青年慧鶴はひととき仏書から遠ざかり、彼の詩情と多感性は文学の世界をひたむきに求めることになる。しかし仏典からは遠ざかったけれども、それにより文才と詩情が養われ、後年文筆をとっては読む人の魂をゆさぶる名作を多く世に残す土台とはなった。

たとえば、『夜船閑話』は、師の円熟の境地で書かれたもので、名文であるばかりか、その内容はみずからの治病体験を強い自信を持って書いたものだけに読む人の心を打つものが多く、おそらく今後も多くの人々に読みつがれてゆくにちがいない。かつてひとときは仏道修行から遠ざかり、文学へ傾いたものの、それは後年になってプラスするものが大であった。しかも博《はく》覧強記《らんきょうき》で、古今の良書を多く読み、抜群の記憶力を駆使して大脳のコンピュータにこれを打ち込んだわけである。その著書である『夜船閑話』にも『遠羅天釜《おらてがま》』などにも、この大脳に内蔵されたものが適時随所に活用されているが、とくに『夜船閑話』からは、繰り返し読むほどにまた別な新鮮なものを受けとることができる。

文学を捨て禅修行に励む

　さて、仏典から遠ざかり、文学修行を目ざした青年慧鶴《えかく》は、文芸家としても名高い美濃大垣《みのおおがき》の瑞雲寺《ずいうんじ》の禅僧馬翁《まおう》に師事し、文芸の蔵書を読みあさる。しかし、師の馬翁は、慧鶴のその志を認めたわけではない。馬翁にいわせれば、詩書などは禅の道の余技みたいなもの、禅修行の本道を逸脱しないことを望んだ。

　慧鶴は、悶々とした日々を送る。このとき慧鶴、十代後半から二十歳にかけてであった。

　このまま文学修行に励んでいたら臨済禅中興の祖は出現せず、慧鶴のちの白隠禅師は一著述家に終始したであろう。しかし、天はこの未完の大器の仏縁を絶たなかった。「自分は禅修行のため出家したはずだ。詩書に長じたとて、それが何になろう」と猛省し、原点を見つめなおした慧鶴に、天は一つの啓示を与える。

　瑞雲寺における初夏のある日、数百冊の蔵書の虫干しをしていた慧鶴は、ふと霊感を得たように蔵書の前で香炉を焚き、瞑目合掌、読誦した。

「南無三世十方《なむさんぜじっぽう》一切諸仏、一切護法の諸天善神、願わくば我が進む道を教えたまえ」

　読誦しながら手にとった書物が、有名な『禅関策進《ぜんかんさくしん》』であった。「ああ、我はまだ禅に縁があった。仏は我を見捨てたまわなかった」と嬉しさのあまり落涙しながら本をめくると、そのページは「慈明《じみょう》の引錐自刺《いんすいじし》」の一章であったという。

あの慈明《じみょう》和尚（石霜楚円《せきそうそえん》。臨済宗。湖南省の石霜山に住す。九八七―一〇四〇）のような後世に讃《たた》えられる偉人でさえ、夜おそくまで刻苦勉学し、夜、眠気におそわれると、その居眠りをふせぐため片手に錐《きり》を握り、自分の膝に突き刺さるその痛みで目を覚まし、勉学をつづけたというではないか。修行の道は一朝一夕に成るものではない。古人はすべて命をかけて苦しみに打ち勝ち、精進し、その結果、初めて光明盛大な世界へ入れたのである。ところが、自分ははたしてどうであったか、と猛省し、ふたたび禅修行に励むことになる。慧鶴はそれ以来この『禅関策進』の一冊を座右に置いて、一生身辺から離さなかったという。

慧鶴が二十歳のとき、旅先（修行中）で母の死の知らせを聞いた。幼いときから母の慈愛を受けた母思いの慧鶴にとり、母の死はあまりにも大きな心の痛手であった。おそらく人の世のはかなさ、無常を、切実に感じたであろう。いっときは帰郷して母の墓前にその霊をなぐさめようと思ったが、まだ仏道入門の身ゆえ一日も早く悟りをひらくことこそ大事であると思いとどまり、ますます精進につとめることになる。やがて馬翁のもとを去り、二十一歳のとき、保《ほ》福寺《ふくじ》・霊松院《れいしょういん》・東光寺《とうこうじ》など遍歴の修行をつづける。

二十二歳のとき、はるばる四国松山の正宗寺《しょうしゅうじ》に行く。そこで修行中、ある家の先祖の供養に招かれ、大愚《だいぐ》和尚の書が大切にしまわれているのを見て、「あのように下手な書が家宝とされているのは、大愚和尚の人格の深さによるものであろう」と悟り、それまでは書を学び仏道を学んだとて何になろうと、自分の心をおろそかにし、他に救いを求めていたことをさらに反省するのである。やはり大事なことは、修行に打ち込むことであった。ここにおいて禅の正しい修行に立ち返り、真の自己発見とその完成に向かうことを、ことさらに強く心に誓う。

明けて二十三歳、備後福山の正寿寺《しょうじゅじ》に至り、正宗賛会《さんえ》の会に参じ、そして故郷へ帰るのである。道中、「狗子《くし》に仏性《ぶっしょう》ありやなしや」という公案《こうあん》に心を集中する。ところが、前に世話になった馬翁が病床に臥すと聞き、看病のため滞在すること三月余、病癒《い》ゆるや辞して故郷に帰る。この年、富士の宝永山の噴火あり、山地鳴動す、とある。それは宝永四年（一七〇七）のことであった。

郷里へ戻った慧鶴は禅修行に全身全霊を注ぐ。だが「天地と我と一体」といった悟りの体感はまだまだ得られない。迷悟《めいご》の修行がつづく。

悟後の修行と禅病

青年慧鶴は二十四歳のとき大悟《たいご》した——越後高田の英巌寺《えいがんじ》の性徹和尚のもとで、七昼夜、御霊堂にこもって坐禅、払暁《ふつぎょう》の遠寺の鐘の音を聞くと同時に悟りを得たという。

このとき慧鶴、得意満面で小躍りした。「古人は大悟に二、三十年を費したというが、それは何と奇怪なことか。私を見よ、たった二、三年でこのとおり大悟したではないか」と天狗のようにハナを高くした。

しかし、この悟りは、ホンモノではなかった。慧鶴がいくら大悟の境地を披露しても、性徹和尚は全然とりあわない。だが慧鶴はまだ眼が覚めない。大悟はホンモノだと信じきり、自分ほど快く大悟した者は歴史上まれであろう、などと増長している。

こういった最中、たまたま英巌寺に修行にきていた正受《しょうじゅ》老人（道鏡慧端《どうきょうえたん》禅師）の高弟の宗覚《そうかく》に導かれて、信州飯山の楢沢山の正受庵を訪ねることになった。正受老人のもとに掛錫《かしゃく》（修行のためにとどまる）するためだが、慧鶴は内心、「正受老人も性徹和尚と同様、大物ではあるまい」とタカをくっている。なにしろ自分ほどの若年で大悟した者はまれであろう、と自惚《うぬぼ》れているから始末が悪い。

ここで慧鶴は正受老人に大悟の一偈《げ》を呈した。

正受老人は問う。

「お前が体得したものを見せてくれぬか」

「すべて吐き出してお見せしましょう」

というと慧鶴は正受老人の差しだした掌に顔を近づけ、ゲーッと嘔吐の真似をした。

正受老人がこれを認めるわけがない。それどころか、慧鶴は、「この増上慢め」と衿《えり》くびをつかまれて縁側から大地に投げとばされ、地面をはらばう破目になった。

そのうえ正受老人は「趙州《じょうしゅう》の無字」「南泉の遷化《せんげ》」などの公案を与えた。これが、慧鶴には解けない。

以後、慧鶴が何と答えようと正受老人は一顧だにしない。あるときは「穴ぐらの死禅坊主め」と罵倒され、あるときは打つこと数十拳、さらに胸ぐらをつかんで引き回され、縁側から転げ落ちる。慧鶴、失心茫然たるありさまであった。

しかし青年慧鶴は、この正受老人のもとで激しい修行を重ね、結局、この地で大悟を得るのである。

あるとき、迷悟《めいご》のままに飯山の町に托鉢《たくはつ》に出かけ、ある家の前で、その家の老婆に箒《ほうき》でしたたかに殴られ、路上に失神してしまう。托鉢には応じないという老婆の声が、頭の中が公案の解釈で混乱している慧鶴の耳に入らず、誤解した老婆が「今日は出さぬというに、さっさと去れ」と殴りつけたのだった。

路上にのびてしまった慧鶴は、降りだした雨滴に面をたたかれ、やっと意識をとりもどすと同時に、両眼を開いた。まさに、その瞬間であった、大悟を得たのは……。

「ホウッ……」

軽く呻いた慧鶴は、見るまに視界がひらけてゆくのを知った。公案が氷解し、心身が爽快《そうかい》になってゆくのだ。自然に微笑が生じ、帰庵の足どりも軽くなる。

帰庵した慧鶴を見た正受老人は一目で看破した。

「今日こそ、諸仏出世の本懐を見届けたであろう。ようやった」

このとき、慧鶴は、二十五歳であった。正受老人のもとに掛錫《かしゃく》して八カ月目のことである。

ほどなく郷里沼津の大聖寺《だいしょうじ》の先師、息道《そくどう》和尚の病の報に接し、急拠、看病のため正受老人のもとを暇乞いすることになった。このころは悟後《ごご》の修行も一段とすすみ、正受老人にたいそう可愛がられており、正受老人は慧鶴を自分の後継者にしたいと思っていたほどだが、先師の看病のためなら離別も仕方ない。見送りにこられた正受老人は「悟後の修行が何より大切」と教え、慧鶴はその言葉を胸中深く刻んで離別を惜しみながら下山した。

息道和尚のもとに帰った慧鶴は、師の教えどおり悟後の修行にはげみ、同時に師の看病に全精力を注ぐ。昼夜を分かたぬ修行と看病で、心身ともに疲労の極に達した。かくして、とりつかれたのが禅病であった。

粗食で体力の低下したところへ睡眠不足、ノイローゼが重なり、そのうえ結核におかされていたらしい。慧鶴はこれを坐禅で乗り切ろうと大死一番《たいしいちばん》、身命を投げうって夢中で坐禅に取り組んだ。歯を食いしばり、両眼をカッと見ひらき、大きく息を吸い込んでは、その息を止めた。

しかし、これがかえってわざわいとなった。一カ月もたたぬ間に、こんどは頭に血がのぼり、重苦しく、火のように熱くなり、胸も苦しく、肺の血液が枯れ果ててしまったような症状になったのである。これが「心火逆上《しんかぎゃくじょう》、肺金焦枯《はいきんしょうこ》」である。大きく息を吸い込んで止める、という呼吸法がたいへんな過ちだったのだ。激しく息を止めたら肺に還《かえ》ってくる静脈血が少なくなり、全身の血液循環が狂い、支障をきたすのである。もはや重症であった。

白幽仙人の秘法に学ぶ

慧鶴のかかった禅病を、もうすこし詳しく説明しよう。

「心火逆上す」という言葉が『夜船閑話』にたびたび出てくるが、これは思うに、看話禅《かんなぜん》（公案禅のこと）では公案の拈提《ねんてい》（問題としてとりあげること）によって本来の自己を発見し、さらに大自然と自己とのつながりに目をひらこうという行き方で、功を急ぐあまり、とかく公案を頭で解決しようとする。ために「心火逆上」――つまり頭にばかり血がのぼる、という現象が起こる。それればかりでなく、努責《どせき》（胸に力を込めて息を止める）のため、頭部にのぼった血液および下半身からの静脈血が心臓へ還れなくなる。当然のことながら、肺にも血液は戻ってこず、「肺金焦枯」という状態になる。

全身の血液循環に異変が起こるから、脚腰が冷え、腹腔の循環も妨げられ、そのため肝臓も胆嚢《たんのう》も疲れきってしまう。さらに、手足の筋肉の血液の流れも低下し、倦怠感《けんたいかん》が生じ、立ち居振舞いに自信がなくなる。心身ともに疲労の極に達するのだ。

また、寝ても覚めても種々の幻覚に襲われる、というから、これは神経酷使の結果。呼吸もたいへん乱れていたにちがいない。「両腋《わき》常に汗を生じる」とも。これは併発していた結核からくる寝汗であろう。かくのごとく、全身が病気の巣であった。

さて、慧鶴は、自分の病はもはや鍼灸《しんきゅう》や薬では治すことができないと知り、修行しながら名僧名医を探し求めて、ふたたび旅に出る。途中で耳にしたのが京都郊外の白河山中に巌居する白幽《はくゆう》仙人のことであった。白幽仙人は天文、医道をきわめた人物だという。

慧鶴は白河山中に向かった。

山中の庵で慧鶴は念願の白幽仙人に会うことができ、秘法を教示してもらうのだが、この二人の対面が『夜船閑話』のハイライトになっている。

礼を尽くして病状を告げて救いを求める慧鶴の手をとった白幽仙人は、慧鶴の五臓を窺《うかが》い、九カ所の脈をとり、こういった。

「已《やんぬるかな》哉、観理《かんり》度に過ぎ、進修《しんしゅう》節を失して終《つい》に此の重症を発す」

修行が度を過ぎ、こんな重病になってしまったのだ。どうにも手のつけようがないほど悪化している。あきらかに禅病だ。

この難病を治す秘法は他にない、と伝授してくれたのが「内観《ないかん》の秘法」「軟酥《なんそ》の法」に代表される呼吸法であった。詳細は後章にゆずるが、呼吸法にポイントをおいて一言であらわすなら、このとき慧鶴が受けたもっとも強烈で新鮮な衝撃は、「これまで頭にばかりのぼりがちだった血液（血流）の向きを下向きに変える」という点であった。

白幽仙人の口からは、内観の秘法、軟酥の法、その中に折り込まれている丹田《たんでん》呼吸法、観念《かんねん》息《そく》といった秘事がおごそかに洩《も》らされた。

慧鶴はさっそく伝授された秘法を実践に移した。その結果――三年もたたぬうちに、それまで自分を苦しめていた多くの疾病をすべて除き去ることができ、爾来《じらい》、八十四歳でこの世を去るまで爪の垢ほどの病気もよせつけない健康体で過ごせたという。

話は前後するが、慧鶴はやがて東海道原《はら》の宿《しゅく》の松蔭寺《しょういんじ》に晋山《しんざん》し、三十三歳で住職となり、その翌年、三十四歳から白隠と号するようになった。松蔭寺の眼前にひらける富嶽《ふがく》は雪に隠れていて、それで東海の天を圧する、との寓意から白隠と名乗ったのであろう。

白隠が白幽仙人から秘法を伝授されたのは二十六歳のときであった。それ以来、白隠はみずからすぐれた呼吸法を実践し、かつての自分と同様、禅病に苦しむ雲水《うんすい》たちにその秘法を授けた。やがてそれが噂を呼び、幻の名作として求められ、『夜船閑話』という著書が誕生したのである。

『夜船閑話』の名声

白隠の著『夜船閑話』は宝暦七年（一七五七）、白隠七十三歳のとき出版されたが、その反響は大であった。その後、明和三年（一七六六）に『壁生草《いつまでぐさ》』が漢文体で発表された。それは示寂《じじゃく》する二年前であった。その「巻下」の概要をまとめていえば、

「当時僧俗・男女を問わず、『夜船閑話』にあらわされている内観法によって難病や重症が治癒するものが続出し、松蔭寺に白隠を訪れ感謝するものが多かった。たとえば伊勢松阪の者で、実は五―七年前から難治の重症で百薬効なく、医師にも見はなされ、死を待つばかりであった二十二、三歳の若者が松蔭寺を訪れた。そしてその若者のいうことには、それまでは多くの医者よ薬よと百方手を尽くしたが治らなかった。ところが師（白隠）の著『夜船閑話』を看読し、及ばずながら内観法を修錬したところ、有難いことには次第に気力が湧き出て、ただ今はこの通り全快致しました。その喜びは足の踏み場もないほどで、これはひとえに『夜船閑話』のお蔭です、とて、過分の土産に金子《きんす》二、三両を添え、厚く御礼をいわれた」

ということが書かれている。

そうした表面にあらわれぬ治験例は枚挙にいとまがないほどあったと思う。その当時『夜船

閑話』の反響がいかに大きかったかがうかがいしれる。

爾来、『夜船閑話』は禅の宗門《しゅうもん》における修行僧のみならず、広く一般の人々にも読まれつづけてきた。時代は変わり、明治・大正・昭和……となった現在も『夜船閑話』の名声はさらに全国に広がりつつある。さらに、『禅と長寿法』が勝峯大徹・足立栗園の共著として世に出たのを初めとし、その後、虚白道人・熊谷逸仙・野村瑞城・高山峻・直木公彦・陸川堆雲・鎌田茂雄・大西良慶等の諸先生による『夜船閑話』のすぐれた解説書が出版されるなど、いずれも多くの版を重ねているが、このことは『夜船閑話』の愛読者が如何に多いかということを意味している。

白隠禅師は『夜船閑話』の文中で、五臓六腑《ごぞうろっぷ》の多くの病気が丹田呼吸（内観法などを用いた）を用いて治らなかったならば「老僧の頭を切り持ち去れ」というほどに強い信念を持っておられた。『夜船閑話』や『遠羅天釜《おらてがま》』その他、白隠の著書は難解な箇所も多いが、それにもかかわらず、力強い治病体験録は多くの人々の心を打つものがあり、それが『夜船閑話』の二百年にも及ぶロングセラーとなっているゆえんでもあるようだ。

謎につつまれた白幽仙人の存在

ところで、ここで、『夜船閑話』文中に登場する重要人物、白幽仙人にちょっと触れておこう。たいそう興味ある人物である。

『夜船閑話』の中で白隠は、対面に先立ち白幽仙人のプロフィルを紹介している。その年齢、霊寿三四甲子を閲《けみ》しているという紹介文である。今ふうにいえば甲子《きのえね》がふたたび循環してくるのは六十年後であるから、三四甲子といえば百八十歳から二百四十歳である。まず読者の度胆《どぎも》を抜く筆の運びだ。

さて、話の内容は大学の教授の講義にも匹敵する高度な、しかも密度の濃いものである。ややもすれば読んでいて肩がこってしまうほど精神的緊張を要する内容である。この高度の知識と教養とそれに意表をつく年齢などに、多くの読者の関心が向けられたことと思う。白幽仙人はまさに白隠も驚くばかりの博学ぶりである。それから推して、白幽仙人ははたして実在した人物であったであろうかという疑問がわいてもおかしくはない。

しかし実在を信ずる人たちによって浮き彫りにされたのは、白河山中からほど遠からぬところにある詩仙堂《しせんどう》の主、石川丈山《いしかわじょうざん》との関係である。白隠の紹介文では白幽仙人は丈山の師となっているが、実は地元の乗願院《じょうがんいん》の過去帳によれば松風窟《しょうふうくつ》白幽子（生国は武州）は「石川丈山末弟の近従にして六十四歳卒」となっている由、宝永六年七月（一七〇九）に誤って谷に墜ち不幸にも病を発し同月二十三日死す、とある。

陸川堆雲氏によれば、「白幽子は神仙にあらず、一隠士であって、白川山中で死んだ」（『評釈夜船閑話』山喜房仏書林刊）という普通の終焉《しゅうえん》であったということである。してみると、白幽をせっかく神仙的存在としたかった白隠の意図とは異なる解釈となるが、しかし、実在した人物であることは了解できる。

対面したときの白幽仙人の言葉の中には、明らかに白隠自身の知識や体験と思えるものが形を変えて登場している。これは神仙的存在の白幽との対話という構成で、内容を躍動させるためにしつらえた文学的工夫であろう。このあたりには白隠の文芸家としての面目躍如たるものがうかがえる。

それにしても、白幽仙人については諸説があるが、いずれも、いまひとつわれわれを納得させる決定的な説というのはうかがえない。しかし、われわれとしては、要は白幽伝授の秘法が問題であり、ここでは、存在そのものの論述は差し控えることにしたい。

精力的に活動した白隠の足跡

以上で『夜船閑話』と白隠禅師、禅病克服の関係はおわかりいただけたと思う。白幽仙人伝授の秘法は、結局、丹田呼吸法そのものであるのだが、後の章でその詳細に触れる前に、白隠禅師が呼吸法で健康体を取り戻したのち、いかに精力的に活躍したか、入門時からの足跡を時の流れに沿って簡単に記しておこう。

白隠の行動範囲は実に広く、悟後も各地の禅寺を訪れ、みずからの修行を重ねながら法話、講評、後輩の指導、著作などに力を注いでいる。

十五歳のとき、最初の師である松蔭寺の単嶺《たんれい》和尚に師事し、次は沼津の大聖寺、息道《そくどう》和尚のもとで修行、十九歳のとき禅叢寺に、二十歳では濃州（岐阜県）の瑞雲寺の馬翁《まおう》に師事、二十一歳、保福寺・霊松院・東光寺。二十二歳、若州（福井県）の常高寺の万里和尚、さらに同年四国伊予松山（愛媛県）の正宗寺、二十三歳、備後福山（広島県）の正寿寺に逸禅和尚を尋ねている。二十四歳のとき、越後高田（新潟県）の英巌寺の性徹《せいてつ》和尚の許へ、同年さらに信州飯山（長野県）に正受老人を尋ね、ここで真の悟りを得る。

二十五歳の春、遠州（静岡県）能満寺に団海和尚を尋ね、夏には、静岡の菩提樹院に頂門和尚を尋ね、二十六歳、宝泰寺に澄水和尚を、同年京都北部近郊の白河山中に白幽仙人を尋ね、秘法を伝授される。

二十七歳、郷里を経て下総佐倉（千葉県）の養源寺に提河和尚を、二十九歳には若州（福井県）を経て河州（大阪府）の法雲寺に慧極和尚を、同年泉州（大阪府南部）陰涼寺を訪れ、三十歳、濃州（岐阜県）保福寺、そして三十一歳のとき美濃加茂（岐阜県）の巌滝山で坐禅、三十三歳で郷里、原の松蔭寺に帰り、住職となる。同年秋、京都花園妙心寺へ行き、帰郷、三十四歳にはふたたび京都へと、席の暖まる暇もなかった。

三十歳のころはすでに禅の境地は高度に達し、それまでは禅修行のための旅であった。三十四歳以後は師としての立場で、松蔭寺その他各寺院で禅書の講義に力を注ぐ。白隠の禅風を慕って全国から松蔭寺に参集する修行僧に「臨済録《りんざいろく》」「碧巌録《へきがんろく》」「禅門宝訓」「虚堂録《きどうろく》」「息耕録」などを講義し、あわせて自著についても講じている。

比較的近郊の寺院の求めに応じて出講もしており、やや遠いところでは六十六歳のとき菴原の大乗寺、さらに遠くは同年冬、播州（兵庫県）へ、さらに六十七歳、備州（岡山）少林寺で「金剛経」を講じ、井山の宝福寺にて「四部録」を講じ、帰途さらに京都妙心寺において「碧巌録」を講ず。六十九歳、甲府能成寺にて「人天眼目」を提唱す。七十一歳、龍津寺にての維摩会に赴く。

七十二歳、江尻の慈雲寺にて「宝鏡三昧」を、さらに菴原にて「心経著語」を講じ、秋は持珠寺にて「大慧武庫」を提唱す。七十三歳、南松寺にて「槐安国語」を提唱す。七十四歳、龍源寺にて「宝蔵論」を講ず。七十五歳正月、三島の龍沢寺の草創成る。七月、江戸深川の臨川寺にて「碧巌録」を評唱す。

七十六歳二月、ふたたび龍沢寺に赴き「息耕録会普説」を講じ、開山の儀をなす。七十七歳九月、さらに龍沢寺にて説法、七十八歳、青龍寺に赴き「虚堂録」を講ず。七十九歳三月、江尻の慈雲寺にて「松源録」を評唱す。八十二歳、江戸に赴き、万年山に入り、半年滞在。八十三歳十月、龍沢寺にて「荊叢毒蘂《けいそうどくずい》」を提唱、参会する者二百五十余。円慈に「息耕録開莚普説」を副講さす。

このころよりやや体力に衰えを感じ、八十四歳、龍沢寺にあって春を迎え、三月、松蔭寺に帰る。冬、河西の大乗寺、由井の常円寺に優游《ゆうゆう》す。十一月松蔭寺に帰る。十二月十日に弟子遂《すい》翁《おう》を召し、後事を委嘱し、十一日暁旦示寂《じじゃく》。

このように三十歳以前は禅修行のため各地の禅寺を尋ねて歩き、それ以後は禅の語録その他を講じ、あるいは提唱のため各地の寺院に赴いている。晩年は松蔭寺と龍沢寺間を往き来する生活であった。

科学技術の発達した現代と異なり、徒歩の旅であり、その生涯の間に歩いた距離はたいへんなものであったと思う。この歩くこと、つまり大地を踏みしめながら行脚《あんぎゃ》することは横隔膜のトレーニングになっている。よく鍛えられた横隔膜は、心臓にとってすばらしい後援者である。

健康生活に必要なものは、正しい血液の循環と正しい肺のガス交換である。横隔膜が健全な活動をつづけることは、心臓にとってきわめて重要なことである。前述のごとく、白隠が青年時代に禅修行のために各地の寺を尋ねて歩いたことは、横隔膜および腹筋群・肋骨引下げ筋群・腸腰筋など丹田呼吸に重要な骨格筋を鍛えるのに大いに役立っている。

青年時代の修行中には迂余曲折があったが、後年、すばらしい健脚を駆使し、健康体を維持、傑出した禅僧となった白隠の基礎には、動禅と坐禅による横隔膜その他一連の骨格筋群の鍛練があったことを忘れてはならない。

第二章

夜船閑話にみる丹田呼吸の描写

口語訳と注釈

夜《や》船《せん》閑《かん》話《な》の序文

(1)窮《きゅう》乏《ぼう》庵《あん》主《しゅ》饑《き》凍《とう》の選述

『夜船閑話』出版をたのまれる

宝暦七年（一七五七）の春、京都の小川という本屋の主人がはるばる手紙をよこして、(2)鵠林《こくりん》和尚（白隠）の側近の者に申し伝えていうには、「聞くところによれば、老師の古い書きものの中に、夜船閑話とかいう草稿があり、その中には気を(3)錬《ね》りきたえ、精を養い、血気を充実させ、長生きの秘訣を集め書いた、いわゆる(4)神仙錬丹《しんせんれんたん》の極意が説かれたものがあるとのこと。そこで世間の好事家《こうずか》がこの書をしきりに見たがっている。たまに修行の雲水《うんすい》がそっと写し、それを伝えていても、宝もののように大事にしまってなかなか人に見せようとしない。それはあたかも(5)天瓢《てんぴょう》を箱におさめて匿《かく》しているようなものである。どうかこの原稿を本として出版し長く後世に伝えて、読みたがっている人々に読ませてあげたいと思う。聞くところによれば、老師は常に世の人のためになることなら進んでそれを実行するのが楽しみであるとのこと。それが、多くの人々に役立つならばよもや出版を惜しむようなことはございませんでしょう」というわけで、侍者《じしゃ》がその手紙を老師に差し出したところ、老師は微笑《ほほえ》んでそれを諒承された。

そこで老師の弟子たちが古い文箱《ふばこ》を開けると夜船閑話の草稿が出てきたが、その半分以上が紙魚《しみ》に食べられていた。そこで弟子たちは、文字を訂正し写しなおして五十校ほどの原稿ができあがった。それを封筒に入れて京都の小川書店に送ることになった。私（白隠）が弟子たちより年長であるので、その由来を書くようにいわれたので、私もそれを辞退せずに書くことにした。

（1）「窮乏庵主饑凍の選述」となっているが、実際は白隠禅師みずから記されたものであり、窮乏とか饑凍とかいうのは、当時白隠禅師が居住された原の松蔭《しょういん》寺が貧しい寺であったためである。
（2）「鵠林」とは鵠林山松蔭寺のことで、白隠禅師が住職となって三十三歳から八十四歳まで住んでおられた。この山号を名前の代わりに用いられたのであった。
（3）「気を錬りきたえ、精を養う」とは、実際にはどうするかといえば、出る息で強い腹圧のかかる呼吸、つまり呼気性丹田《たんでん》呼吸を積み重ねることであるといえよう。
（4）「神仙錬丹」とは、仙人が丹薬《たんやく》という不老長生の薬を錬ることで、実際には呼気性の丹田呼吸をたえず実行すること。
秦の始皇帝は不老不死の妙薬を求めて徐福《じょふく》をわが国に派遣したが、それは始皇帝の夢であって、妙薬が実在したわけではない。

人はみな神仙的なすぐれたはたらきを体内に秘めている。それは錬丹、つまり丹田を錬り鍛えることによって得られるものであるから、やはり必要な努力は惜しまずにすることである。それにはたえず丹田呼吸に励み、それが日常生活の中でさりげなく出てくるようになればよい。結局それによって心も体も鍛えられて、諸病を克服し、また多くの病気を未然にふせぐことも可能となるのである。

(5) この「夜船閑話序文」には突如として「天瓢《てんぴょう》むなしく……」(原文)という言葉が出てくる。それについてふと私の頭を掠《かす》め去ったものがある。それは白隠禅師の「ひさご腹《ばら》丹田呼吸」とつながりがあるのではないかということだ。地上に生ずる瓢《ひさご》(ひょうたん)は一年草の瓜科に属するもので、これを地瓢《じひょう》とみれば、天瓢は白隠のひさご腹にひっかけたものとも思われる。地瓢は乾燥させて昔は携帯用の酒の容器として用いた。それに対してひさご腹丹田呼吸は、多くの病気を克服する威力のあることが後でわかるのである。こうしたひさご腹丹田呼吸のことを書いた原稿をむざむざ紙魚《しみ》の餌《えさ》にするのは勿体《もったい》ないではないか、との意味が含まれてもいようというものである。また、ひさご腹とは天から授かったものであり、それは小ざかしくも人間の頭でひねり出したものではないという意味を引っかけてあるのではなかろうか。その真偽のほどは白隠禅師にお伺いを立ててみないとわからない。

さて、もう一つの心の引っかかりがある。『夜船閑話』の本論からは外《はず》れた些細なことであるが、「夜船閑話序文」後半の中に、「臍下《さいか》瓠然《こぜん》たること……」(原文)という箇所があり(三八ページ)、これは白隠禅師独特の丹田呼吸を研究する上に重要な一節である。「瓠」は「瓢」

と同義で「ひさご」であるが、そのひさごのようなという漢字をなぜ「瓠然《こぜん》」としたかというに、語呂の問題かと思う（瓠然は「こぜん」と読んでも「こねん」でもどちらでもよい）。臍下瓢然《ひょうねん》では読者の胸へ突き刺さらない。この場合は「瓠」の方がよく、白隠禅師のすぐれた文学的表現がここにもあらわれているような気がする。

つまり、ひさごのような下腹部を充実させて、胸を軽くしながら長い息を出していると、脳細胞のはたらきがよくなり、難透・難解な公案もすらりと透過できるのだということになろう。

松蔭寺の禅風

私（白隠）が鵠林山松蔭寺に在住し住職となって以来、四十年ほどたった。禅修行の雲水たちが松蔭寺の門の敷居《しきい》を跨《また》いで中に入れば、師の厳しい教えを甘受し、修行のための痛棒もありがたく思い、そこで寺を去ることを忘れ、十年二十年と修行に励んだのであった。この松蔭寺に集まってきた修行僧はみな俊秀ばかりで、四方の国々の精鋭であった。

当時、松蔭寺は貧寺であったため狭く、そのため彼らは寺を中心にして東西五、六里の間に分かれて古家、廃屋、古い寺や社などを借りて住いとし、熱心に禅修行に励んだのであった。朝な夕な艱難辛苦《かんなんしんく》に耐え、昼の飢えにも、また、夜の寒さにも耐え抜いた。そして食べるものといえば野菜の屑や麸《ふすま》であった。聞こえるものは師の烈《はげ》しい言葉であり、骨身にこたえるのは鉄拳や痛棒であった。この様子を外から見るものは激しい修行に対して額に皺《しわ》をよせ、またこの話を聞くものは肌に冷汗を覚えるほどで、修行の酷烈さに鬼神も悪魔外道《げどう》も思わず手を合わせるほどであった。

修行僧が初めに松蔭寺に来たときは、あたかも中国の宗玉《そうぎょく》や何晏《かあん》のようにハンサムで皮膚も艶《つや》があったのに、僅かの間に痩せ衰え、あたかも中国の杜甫《とほ》や賈嶋《かとう》、屈原《くつげん》のように顔色もやつれ果ててしまった。それほどに松蔭寺における修行は激しいものであった。こうした苦痛の多い修行は、何の楽しみがあってか、命を顧《かえりみ》ない勇猛果敢な者でなければひとときも停《とど》まることはできないのであった。

それゆえ往々にして参禅弁道《べんどう》が限度を超え、この精進の度が過ぎれば肺(1)はわずらい痛み、水分も枯れ果て、今にも疝痛《せんつう》(2)や塊痛《かいつう》(3)などの重症を起こすほどになった。師はこれを憐み憂い、そのため師の顔色もすぐれない日がしばらくつづいた。これら修行僧の病苦を見るにつけ、今まで人には秘していた内観《ないかん》の秘法を授けることにしたのである。

(1)　臨済禅では、お師家《しけ》さんから公案を与えられる。それは千七百にものぼる。公案を拈古《ねんこ》工夫する（あるいは拈提《ねんてい》・拈得《ねんとく》または拈弄《ねんろう》するといった言葉も使われている）。これは古人の故事を取り出し、それを評釈することである。単なる字句の解釈ではなく、みずから体験することにより故事を味わうことである。その解釈・評釈は人それぞれの体験であるから、二と四を掛けて八といった動かぬ答えが出るといったものではない。数多くの体験をし、苦しみを積み重ねていくうちに、みずからの精神的境涯も次第に高められていく。しかしその激しい修行のうちに体調を崩してしまい、難治の重症となる修行者もあらわれたのであった。

「肺はわずらい痛み、水分も枯れ果て」とある箇所は、原文では「肺金《はいきん》いたみかじけ水分枯渇す」となっている。この「肺金いたみかじけ」とは現実には、肺に送り込まれるべき血液が不足し、そのために肺の機能障害が起こること。

看話《かんな》禅における公案に取り組み、拈得しようとするとき、知らぬ間に息を止めることもあろう。そのとき、気がつかないで胸に力を入れて無呼吸の状態になる。喉《のど》を閉じて激しく息を止めることにより、血液循環に大異変が起こる。それは、胸が強い圧状態となれば、静脈血は戸を閉められたように心臓にも肺にも巡《めぐ》っていかないから、血液が枯れてしまう。これほど激しく息を止めることは少なかろう。これは命にもかかわる重大事である。

声門を閉鎖（喉をしめること）して胸の圧を高めることは、決してすべきではない。

実は白隠禅師も釈尊もこの試行錯誤をされている。釈尊は「激しい止息によって脳天を鋭利な刃物で突き刺されるような痛みを覚えた」と、仏典の苦行編に記載されている。こうした失敗が、後にすぐれた丹田呼吸の跳躍台になっていると思われる。

（2）「疝痛」は胆石症のような腹部の激しい痛み。

（3）「塊痛」は痛みがかたまりのようになる、つまり、しこりのできる痛みのこと。

内観の秘法

さて、内観の秘法について述べてみよう。参禅弁道にすぐれた修行僧たちは(1)心火《しんか》が逆上し、身心が疲れ果て、五臓が不調となった。そのとき、鍼《しん》・灸《きゅう》・薬《やく》の三つを用いて治療してみたいと思っても、たとえ(2)華陀《かだ》・扁倉《へんそう》のような中国の名医でさえもそう簡単には治すことはできないのである。

ところが幸い私には(3)仙人還丹《げんたん》の秘訣があるのだ。お前さんたちもこれを試してみてはどうか。それは不思議な効果があらわれる。ちょうど雲霧をひらいて明るい太陽を見るようなもので、すっきりするのである。

もしこの内観法を修《おさ》めようとするならば、しばらくの間、参禅工夫を中止して、公案を考えることも休み、次のようにしてみることだ。

まずよく眠り、それからゆっくり起きることだ。

それには眠りに入らないうちに、両脚をのばし、しっかり踏みそろえる。そして(4)全身の元気を臍下《へそした》の気海《きかい》・丹田《たんでん》にこめ、さらに腰脚《ようきゃく》から足心《そくしん》にまで充実させる。(5)そのときに次のような観念をすることだ。

(1) わがこの気海丹田・腰脚足心こそは、本来の自己である。本来の自己に鼻や口などあろうか。

(2) わがこの気海丹田・腰脚足心こそは、自分の故郷である。そこに便りなどあろうわけはない。

(3) わが気海丹田・腰脚足心こそは、自分の心であり、浄土である。それゆえ自分の心を離れて別に浄土の荘厳《しょうごん》などはないのだ。

(4) わが気海丹田・腰脚足心こそは、自分の体の中にある弥陀《みだ》(阿弥陀仏)である。わが身が弥陀であるから、自分以外の弥陀が法を説くわけがない。

このような[6]強い自信をもって繰り返し、たえず観想してみられよ。その繰り返し行なう観想によって、全身の元気が知らぬ間に気海丹田、さらには腰脚足心まで充実してくる。そのとき臍の下が瓠《ひさご》のように円くなり、しかもきりっとひきしまって篠打《しのう》ちをしない鞠《まり》のように硬くなるのだ。[7]こうした修行を実行してみられよ。それにより五日から七日、あるいは二、三週間もすると、今まで苦しんだ五臓六腑の病や神経衰弱その他の病気が、根こそぎ治ってしまうのだ。もしも治らなかったならば、私の頭《こうべ》を切って持っていけ。

(1) 冒頭に「心火が逆上し」と出てくるが、この「心火逆上」という言葉は『夜船閑話』の中にたびたび出てくる重要なキーワードである。現実には、心臓から送り出される動脈血が頭にばかりのぼってしまうこと。

（2）「華陀・扁倉」とは、華陀《かだ》、扁鵲《へんじゃく》、倉公《そうこう》のこと。いずれも中国古代の代表的名医である。「五臓が不調となったとき、鍼灸薬の三つを用いて治療しようとすれば、たとえ華陀・扁倉でさえもそう簡単には治すことはできない」という表現は、『夜船閑話』の中に何カ所か出てくる。

（3）「仙人還丹の秘訣」とは、現実の問題として考えると、酸素を多く含んだ血液を肺から心臓へ送り、さらにそれを下腹部丹田の諸臓器に送り込むことである。還丹とは、動脈血を丹田へ送ること。それによりすべての内臓の機能は活性化され、酸素量の多い動脈血を諸臓器に送り込むことにより、それぞれのすぐれたはたらきが行なわれ、快適な生活が行なわれる。

これはまた、後で出てくる「九転還丹」（四八ページ）、「金液還丹」（七三ページ）とも同じである。

（4）さて、ここにいよいよ白隠禅師の実行した「内観の四則」が出てくる。

まず「気海・丹田」という言葉だが、『夜船閑話』には、とくにその説明がない。しかし『遠羅天釜《おらてがま》』（白隠の著書）に次のような記述がある。「気海は元気を収め養ふの宝処、丹田は神丹を精錬し、寿算を保護するの城府なり」。また「気海丹田各々臍下に居す……。丹田は臍下三寸、気海は寸半」とある。つまり、「気海丹田」とは臍《へそ》より下、すなわち下腹部のこと。また、「足心」は足裏の土踏まず。

そこで、「全身の元気を臍下の気海・丹田にこめ、さらに腰脚から足心にまで充実させる」とは、医学的には強力に腹腔内圧を上昇させることで、下腹部に気力が充実した状態である。

これは主として、横隔膜の強力な収縮活動による。これを助ける骨格筋群の協調収縮によって、強力な腹圧がかかるのである。

(5) こうして、気海丹田という下腹部ばかりでなく、腰脚足心に至るまでの下半身に気力をこめ、「内観の四則」を繰り返し心に念じていくのである。この四則は簡単にいえば、

(1) この気海丹田、腰脚足心こそは、本来の自己であり、真実の自己の根源はそこにある。
(2) わがなつかしい故郷というものは、わが腰脚足心にある。
(3) わが体そのものが荘厳《しょうごん》の浄土である。
(4) 自分自身こそ弥陀《みだ》のすばらしいはたらきを顕現できるのだ。

というような意味だが、原文では次のようになっている。

(1) 我が此の気海丹田、腰脚足心、総《そう》に是《これ》我が本来の面目、面目何の鼻孔かある。
(2) 我が此の気海丹田、総に是我が本分の家郷《かきょう》、家郷何の消息かある。
(3) 我が此の気海丹田、総に是我が唯心の浄土、浄土何の荘厳かある。
(4) 我が此の気海丹田、総に是我が己身《こしん》の弥陀、弥陀何の法をか説く。

(6) このように繰り返し観想すると、一身の元気が気海丹田の下腹部ばかりでなく、腰脚足心といった下半身全体に充実してくる。その結果、臍の下にひさごのような膨《ふくら》みが生じ、しかも下腹部は篠竹《しのたけ》で打たない前の鞠《まり》のようにきりっとしまってくるのである。

原文には「臍下瓠然《さいかこぜん》たること、いまだ篠打《しのう》ちせざる鞠《まり》の如《ごと》けん」とある。白隠禅師のこのみずおち下に深い括《くび》れのある丹田呼吸こそは、活力禅の基礎となっているのである。

(7) さて、こうした修行（内観法）により、五臓六腑つまりあらゆる内臓の病気や気の落ち込

み、そのほか疲労倦怠などの諸病が根こそぎ治ってしまうのである。これは白隠のみずから体験されたことである。「もしもそうした治癒力があらわれなかったならば、わが頭を切り持ちされ」といった白隠の自信のほどがうかがわれるのである。

ところでこの内観の四則のうちの第三、第四則に対し『藪柑子《やぶこうじ》』（白隠の著書）では、「自身の外に浄土なく、自性《じしょう》の外に仏なし」として、自分そのものが浄土であり、弥陀であるという表現に変わっている。さらに、

「自性本有《ほんぬ》の有様を一回分明に見得し玉《たま》ふに越えたることは侍《はべ》らず」

と述べている。

同様なことが『坐禅和讃』（白隠の著書）に、

「直きに自性を証ずれば、……この身すなはち仏なり」

とある。

おしなべて禅の窮極は自性の徹見にありとする。自分の中に混《まざ》りもののない本然《ほんねん》の自己というものを見つけることが大切で、それこそがすぐれた自己の発見ということになるのであろう。

内観法の効果

そこで門下の者たちは、師に向かい喜びにあふれながら拝礼し、そして去った。さてそれぞれにこの内観の秘法を修行したところ、一人のこらず不思議な効果があらわれたのである。そ

の効果のあらわれ方には遅速の差があり、それは修行の仕方にもよるが、大半の者はみな全快したのである。この内観の秘法を実行したものはみな、そのすぐれた効果に驚きかつ讃嘆してやまなかった。

そこで老師がいわれるには、お前さん方は心の病気[1]が全快したからとて、それで満足してはならない。さらにその上に怠らず坐禅されよ。そして悟るところがあれば、さらに一層勇気を出して努力されよ。この老僧が初めて参禅修行したとき、実は難治の重病にかかり、お前さん方の十倍も苦しんだものである。そして進退きわまり、途方にくれたのである。そこでたえず次のように思いつづけてきたものである。つまりこのような状態で生きながらえ、憂い苦しんでいるよりは、早く死んでこの肉体を捨て去ったほうがよいとさえ思ったのであった。ところが、努力の甲斐があって、幸いなことには、この内観の秘法を実行し全快することができたのはお前さんたちと同じである。

達道の人の言葉によれば、この内観の秘法は神仙になるための長生不死の神術で、中下の能力の人でも、この内観[2]の秘法を修行すれば三百歳までも生きられるし、さらにすぐれた人はそれ以上の長寿も望めるというものだ。かくほどに内観の秘法はすばらしいので、私は喜びにたえず、三年ほど熱心に努力したお陰で身心ともに健康を取り戻し、さらには気力も次第に勇壮になったのである。

（1）内観法による丹田呼吸を伝授された門下生たちは、その内観の秘法を熱心に修行した。その結果、一人のこらず不思議な効能があらわれたのである。
だれもがそのすぐれた効果に驚き、讃嘆してやまなかったが、しかしそこで白隠がいわれるには、「内観丹田呼吸で心病が治ったならば、それで足れりとせず、さらに参禅せよ」と。これは白隠禅師の、病める修行僧への戒めの言葉である。言外に「自性《じしょう》を証ずるためには大事なことであるぞ」と述べている。「自性を証ずる」とは、すぐれた本当の自己を鍛えあげるということ。これに対し、『遠羅天釜』では、「内観と参学とあわせ並べ貯えて、生命の本志を成《じょう》ぜよ」と述べている。
（2）「内観の秘法を修行すれば三百歳までも生きられる」と、読む人の度胆を抜くような表現をしているが、その可能性については首をかしげる方も多かろう。それについては、「自分と同じ位の程度の人に説いたのであって、頭のよい人を誑《たぶら》かすなどとは思いもかけぬことである」と、『夜船閑話』本文の最後に詫びておられる。

内観と参禅

ここにおいて重ねて心ひそかに思ったことは、たとえこの内観法を修行することができて、（1）彭祖《ほうそ》のように八百歳まで生きながらえたとしても、それは頑迷無智な守屍鬼《しゅしき》に過ぎないのだ。あたかも古狸《ふるだぬき》が古巣で眠っているようなものであり、何事もせずに滅び去ってしまうだろう。なぜかといえば、中国の葛洪《かっこう》(2)、鉄拐《てっかい》、張華《ちょうか》、費張《ひちょう》などという人たちのような長寿者は、今は一人も生き長らえてはいないではないか。つまり長生きばかりに価値があるのではない。そこで四弘《しぐ》(3)の大誓願に奮起して菩薩《ぼさつ》の行を修め、常に他の人々に法を説き、また虚空《こくう》のごとく不生不滅にして、常に前進し、堅固な仏の法身《ほっしん》をこの身に体得し、金剛不壊《こんごうふえ》(4)の大仙身を成就しなければならぬ。

私は真に正しい参禅者の数人とともに内観と参禅をあわせ行ない、それを耕すがごとく戦うごとく修行し来たり、これまでに三十年を経過した。同志の者はその間毎年一人増え、二人増えして、今は二百人に近くなった。その間、四方から参集した修行僧の中には、坐禅が過ぎて疲労困憊《こんぱい》する者も出てきた。あるいは心火逆上(5)して発狂せんばかりの者も出たが、それらの者を憐れみ、ひそかに内観の秘法を伝授したところ、たちまち快癒し、そして悟境《ごきょう》に入ればさらに前進させたのである。

自分は今年古稀《こき》（七十歳）を越えたけれども、少しの病気もなく歯のぐらつきもなく、また抜けもせず、それに眼も耳もますますはっきりしてきて、老眼鏡も必要としないほどである。毎月二度の法施《ほっせ》(6)も怠ることなく、諸方から招請があればそれに応じて三百人、五百人という多くの人々の法会《ほうえ》にも出席する。あるいは五十日、七十日の間、経典や語録を雲水たちの所望に従って、縦横に説き明かすこと五、六十法会に及んだけれども、ついに一日たりとも提唱を休むことなく、そのため罷講斎《はこうさい》(7)を閉ざすことはなかった。そんなわけで体も心も健康で、気力はますます充実し、二、三十歳のころよりさらに元気となった。これはみな内観の秘法のすぐれた効果によるものであることがわかった。

(1)「彭祖」とは、八百歳も生きながらえたといわれる古代中国の仙人の名であるが、その彭祖のように長生きしても、ただそれだけでは意味はない、それは頑迷無智な守屍鬼、すなわち屍《しかばね》を守る鬼に過ぎない。あたかも古狸が古巣で眠ってるようなもので、何もせずに滅び去ってしまうだろう、といっている。

これについては『遠羅天釜』にも同様な箇所があるが、そこではさらにつづけて、「若し又枯坐黙照を以て足れりとせば、枉《ま》げて一生を錯《あやま》り、大《おお》に仏道に違せん。仏道に違するのみに非ず、大に世諦《せたい》も亦廃せん」と補足している。

(2)「葛洪」は神仙の修行者にして、著書に『抱朴子《ほうぼくし》』がある。「鉄拐」は隋の時代の仙人。「張華」は西晋の学者で、著書に『博物志』がある。「費張」は後漢時代の人で仙道修行者。

(3)「四弘の大誓願」とは、衆生《しゅじょう》を救う誓い・煩悩《ぼんのう》を断つ誓い・法門を学ぶ誓い・仏道を成就する誓い、をいう。これら仏や菩薩の四弘の大誓願に奮起し、菩薩の行を修し、大衆に法を説き、そして不生不滅の大空のごとく、堅固な仏の法身を自分も体得するには丹田呼吸が必要である。

（4）「金剛不壊」とはダイヤモンドのように堅固な、ということ、また大仙とは仏のことであるから「大仙身」とは仏身ということになる。それゆえ「金剛不壊の大仙身」は、仙道では肉体の不老長寿のことであるが、仏道では不生不滅の涅槃《ねはん》を指しているようである。ここでは、頑健で壊れることのないすぐれた身体のこと。それに向かって努力しなければならない。

（5）さてまた、ここに「心火逆上」という言葉が出てくる。過度の禅修行から疲労困憊し、また激しい努責により呼吸を断つことになる。このように息を止めることは同時に血液循環をストップさせ、激しい脳圧の上昇、極度の頭痛から発狂の寸前にまで至った、とあるからたいへんなことである。

このような者に内観の秘法を用いた丹田呼吸を教えると、薬や鍼灸を用いなくてもたちまち快癒するという著効があらわれる。そして心身が健全となり、悟れば、さらにますます向上してゆくのである。

（6）「法施」とは説法のこと。

（7）「罷講斎」は聴講者に食事を供すること。

内観の秘法とは

松蔭寺で修行している雲水たちは感涙にむせび、礼儀を正していうのには、「わが師よ、大慈悲心をもってどうか内観の秘法の大要を書物にして、それを後世に残してください。後の世の人々の中には、禅病で私たちのように疲労困憊する人たちも出るでしょう。それらの人たちもどうかお救いください」と。そこで老師はただちに承諾してくださった。そしてたちどころに原稿が完成したのであった。その原稿にはどんなことが説かれているか、その大要を示そう。

(1)およそ生命を養い長寿を保つ秘訣は、身体を鍛えて強くする（形を錬る）のがもっともよい。そのためには神気(2)を気海丹田に集め保つことである。神気が凝《こ》れば、そこに元気が集中する(3)（気聚《あつま》る）。その元気を集め保つことによって真の鍛錬ができるのである。正しい鍛錬によって(4)（丹成る則《とき》）形(5)が固くなる。つまり下腹に力が入る。そうすることによって神気（すぐれたはたらき）があらわれるのだ。

神気が完全となれば、それにより寿命がのびる(6)（形固き則は神全し）。これこそ仙人の九転還《げん》丹《たん》の秘訣にかなうことになるのだ。つまり真丹(7)とは外物ではなく、自分自身の中にあることを知るべきである。それゆえひたすら心火(8)を気海丹田に下げ（静かにしかも力強く息を長く吐き出し）、そこに元気を充実させることにあるのだ。

松蔭寺の修行僧たちよ、この心要を勤めて励み進んだならば、禅病を治し、疲労困憊を救うばかりでなく、禅門向上の大事（大悟）について長い間の疑団（心の中のわだかまり）のあった人々は、内観の秘法の修行によってその疑団が雲散霧消し、思わず手を打って大笑するといった、たいへんな喜びを味わうことができるであろう。

なぜ禅病の克服と疑団の氷解との二つがいずれもこの内観の秘法によって可能であるかといえば、古人の詩の一句に「月高くして城影尽く」（月が中天にのぼれば城の影など消えてなくなる）というのがある。これをよくよく味わってみるがよい。

この時、宝暦七年（一七五七）一月二十五日。

窮乏菴主飢凍（白隠）は香をたき、深く拝礼してこの序文を書いた。

（1）ここでは序文の最後にあたり、白隠のみならず多くの修行者たちを救った内観の秘法について、その要点が述べられている。

「およそ生命を養い長寿を保つ秘訣は……」の箇所、原文では、

「大凡《おおよそ》生を養ひ長寿を保つの要、形を錬るにしかず。形を錬るの要、神気をして丹田気海の間に凝《こ》らしむるにあり。神凝《こ》る則《とき》は気聚《あつま》る。気聚る則《とき》は、即ち予が真丹《しんたん》成る。丹成る則《とき》は形固し。形固き則《とき》は神全し。神全き則《とき》は寿《いのちな》がし」

とあり、また『遠羅天釜』にも同様な文章が記載されている。こちらは、白玉蟾《はくぎょくせん》（宋の道士）の言葉として、次のように挙げられている。

「白玉蟾《はくぎょくせん》が曰く、生を養ふの要、先づ形を錬るに如《し》かず。形を錬るの妙、神《しん》を凝《こら》すに在り。神凝《こ》る則《とき》は気聚《あつま》る。気聚る則《とき》は丹成る。丹成る則《とき》は形固し。形固き則《とき》は神全しと」

これを見ると、この白玉蟾という道士は、白隠と同様に丹田呼吸の大実践家であったことが推察される。

この文章は臨済禅の公案にも似て難解・難透で、さすがの白隠もこれを何回も噛《か》みしめたことであろう。読書百遍、意おのずから通ずという金言がある。あらゆる工夫を凝《こ》らしていくことである。

（2）文中の「神気」あるいは「神」を「人間のすぐれた能力」と置き換えてみるとよい。「形を錬る」「神を凝らす」「気聚る」「丹成る」「形固し」、この五種類の言葉は、正しい丹田呼吸が身についてくると理解しやすくなる。

（3）気海丹田に「気が聚《あつま》る」とは、医学的にいうと、どういうことであろうか。出る息または入る息のいずれかで腹圧がかかる。つまり、呼気性の丹田呼吸もしくは吸気性の丹田呼吸であると解される。

（4）「丹成る」とは、下腹部に強力な腹圧がかかる状態であり、「丹成り、形固くなる」ときに心臓には静脈の血液が送り返される。

（5）気海丹田の「形が固くなる」とは、下腹部に力のこもった状態であり、それは横隔膜の収縮活動によって腹腔の内圧が高まる。このとき息を吐きながら下腹部に力が入るならば、紛れもない呼気性丹田呼吸である。このとき、腹腔内の静脈血が心臓を経由して肺に送られ、血中の炭酸ガスを大量に体外へ捨て去ることができる。大量の息を出した瞬間に腹の力を弛《ゆる》めると、呼気と同量の吸気が肺へ入ってくる。当然のこととして、炭酸ガスを吐き捨てる量が多いほど、血液内に取り込まれる酸素量も多くなる。そして腹の力を弛め、息を吸った瞬間から、酸素の多い動脈血が心臓から腹腔内の諸臓器に送られ、すべての内臓の血液循環が活性化される。

（6）このように出る息で腹圧がかかる呼吸をしているときは、精神状態もきわめて健全である

（形固き則は神全し）。これは、酸素量の多い動脈血が脳細胞へも充分巡《めぐ》っていくからである。さらによいことに、冠動脈（心臓の栄養血管）への酸素量も潤沢《じゅんたく》になる。全身の筋肉を惜しみなく活用することによって、呼吸と血液循環が活発になり、それによって人間のすぐれた能力をフルに発揮することができるのである。

以上の内容をまとめてみると次のようになる。

⑴ 生を養い長寿を保つには形を錬る。

⑵ 形を錬るには神気を気海丹田に凝《こ》らす。

⑶ 神凝る則《とき》は気聚《あつま》る。

⑷ 気聚る則は真丹成る。

⑸ 丹成る則は形固し。

⑹ 形固ければ神全し。

⑺ 神全ければ寿《いのちな》がし。

これがすなわち「九転還丹の秘訣」であり、前出の「仙人還丹の秘訣」（三七ページ）と同様である。

（7）「真丹とは外物ではなく、自分自身の中にある」とあるのは、真丹とは決して外から入れるものではなく、みずからの努力によって獲得するものであるということ。外物をもって体を治そうとしても思うようには治らない。重要なことは、みずからの努力でもってこれらの諸臓器の健全なはたらきがもたらされ、そしてまた全身の調和をはかることなのである。もちろん食物に心を用いることも必要だが、それにもまして重要なことは、正しい呼吸を忘れてはならないことを指摘している。医学博士橋田邦彦先生（第二次大戦の終戦時の文部大臣）は早くから「生体の全機」ということを強調された。健康な場合は、体内の諸臓器がすべて協調してはたらいている。その調和が欠けた場合、真の健康を保つことは困難となるのである。

（8）「ひたすら心火を気海丹田に下げ」とあるように、何はともあれ、頭にばかりのぼろうとする動脈血を、丹田に送ることが大切である。そして、そこに元気を充たすことが重要であることに、白隠は気がついたのであった。このように、真の丹田呼吸法をしっかり身につければ、ひとかけらの疑問もなくなり、大自在心を得ることができるのだ。

夜船閑話

かつて禅病に悩みしとき

私が初めて参禅し仏道修行に励んだときに、誓って勇猛精進の心を奮い起こし、どこまでも貫く求道心《ぐどうしん》を起こし、精励刻苦すること二、三年、ある夜忽然《こつぜん》として悟りの境地を得た。

そしてそれまでの数多くの疑惑（心に引っかかっていた、もやもやしたもの）が根底から氷解し、長い間の生死《しょうじ》の迷いも根の底から消え去ってしまった。そして自分が思ったことは、「道」(1)というものは遙か遠方にあるものではなく、気がついてみればそれはまことに身近にあるものであった。古人(2)は参学に二十年、三十年を費やしたということであるが、これはまた何と奇怪なことではないか。自分は二、三年で悟境に到達したのである。その喜びで数カ月の間は、手の舞い足の踏むところも知らない有様であった。

ところがその後において喜びも束の間、日々をふり返ってみるに、自分の生活は動静の二境(3)がまったく調和せず、去就（進退・離着・出入りなど）がぎごちなく、さらりとしていない。

これではならぬと思い、すぐれたものを身につけるために、もう一度命がけで修行に励もうと決心した。そこで歯を食いしばり、両眼をカッと見開き、坐禅し、寝食を忘れて修行に入った。ところがこうしてまだ一カ月もたたないのに、(4)心火は逆上し、肺金は焦枯《しょうこ》する有様であった。それゆえ(5)両脚は冷えきって氷水の中へつけたようになり、両方の耳は谷川のせせらぎのような耳鳴りがするし、肝胆ともに疲れ弱まり、立ち居振舞いは、ものに怯《おび》えるごとくであった。そして心は疲れきってしまい、寝ても覚めても種々の幻覚に悩み、腋《わき》の下はたえず汗をかき、両眼にはいつも涙がたまる状態となった。

　これではならぬと思い、広く禅門の名僧を尋ね、そしてまた多くの名医を探し求めて治療を受けたが、百薬効なく途方に暮れてしまったのである。そのときある人がいうのには、山城の国（京都郊外）白河山中に巌居《がんきょ》している人があり、世間ではこの人を白幽仙人と呼んでいる。年齢は百八十歳から二百四十歳位であり、人里から三、四里離れたところに住んでいる。人に逢うことを好まない。それで人が尋ねていくと、急いで隠れてしまう。それゆえ賢愚のほどはわからない。村人たちも仙人だと呼んでいる。噂によると、石川丈山氏の先生で天文に精《くわ》しく、また深く医道にも達しているという。人が礼を尽くして教えを乞うときは、すこしばかり話をする。そこで帰ってからその言葉を嚙《か》みしめてみると、それが大いに人のためになることが多いということであった。

（1）ここでいう「道」とは、道と名のつく、たとえば仏道・剣道・茶道・華道など行動を主とするものをさしている。

（2）「古人が参学に二十年、三十年を費やした」とあるのは、禅の修行をはじめてから、二十年、三十年ということ。

（3）人間の生活には、活動と静止の二面がある。禅修行においても、坐禅は静止の状態で行ない、また、種々の作務《さむ》は行動を伴う修行である。

静と動のバランスのとれた修行がのぞましいわけであるが、動静二境の修行にバランスを失うことも考えられる。丹田呼吸は静・動いずれの修行にも活用できるのである。

ここでは「動静の二境がまったく調和せず」と簡単に述べられているが、「静中の工夫」のみでは、一朝有事の際、横隔膜が上がってしまい、急激に脳の血液循環が低下し、心の動転を生じ、静中の工夫がまったく用をなさぬこととなる。

それに対し「動中の工夫」は、自然に丹田呼吸を活用しているので、心の動転をふせぐことができる。

『遠羅天釜』には、それについてやや詳細に述べられてある。

「往々に静中の工夫は思ひの外墓行《はかゆ》く様に思はれ、動中の工夫は一向に墓行かぬ様に覚へらるる事に侍れど、静中の人は必ず動中には入る事を得ず。偶《たまたま》動境塵務の中に入る時は、平生の会《え》所得力《しょとくりき》は、迹形《あとかた》もなく打失し、一点の気力無《の》うして、結局尋常《よのつね》一向に心がけ此れ無き人よりは芥子《けし》計《ばか》りの事にも動転して、思ひの外に臆病なる心地ありて、卑怯の働きも間々多き者に侍り」

このように、白隠は動的な丹田呼吸の重要さを言外に示しているのである。

（4）「心火は逆上し、肺金は焦枯する」とは、頭にばかり血液がのぼってしまい、迎え入れるべき静脈血が心臓に還《かえ》れない。当然のことながら肺にも静脈血が巡ってこないから、肺の血液が枯れ果ててしまう。つまり、胸に力を入れて息を止めると、全身の血液循環に大きな異変が起こるのである。

序文に「肺金いたみかじけ水分枯渇」と出てきたが、ここに出てくる「肺金焦枯」も同様な状態をさす。「心火逆上」は何度も出てきたとおりである。

ここではまた、禅病のありさまが種々述べられている。

（5）「両脚は冷えきって氷水の中へつけたよう」になったのは、下半身の血液の流れの悪い状態であり、「両耳の耳鳴り」、「両眼から涙」などは血液循環のアンバランスも考えられるし、「ものに怯え、寝ても覚めても幻覚に悩まされた」のは、不眠も影響して精神障害が併発したのであろうか。ノイローゼ、うつ病の疑いもあり、「腋の下の汗ばみ」は結核の初期かとも思われる。そのうえ「肝胆ともに疲れ弱まって」しまったのは、明らかに腹腔内の血流の乱れである。その原因を考えてみるに、激しい努責《どせき》に引きつづいて種々症状があらわれた、その根本は激しい血液循環の攪乱によるものであったと思われる。

禅修行の雲水の中には、峻烈な禅修行のために白隠が青年時代の一時期に体験したと同様に、いわゆる禅病を起こした者が続出したであろう。また禅病の中には、努責以外の原因で体調を崩したものもいたであろうとも考えられる。

厳しい修行についていくことができないで、結核・ノイローゼ・うつ病にかかったほか、低栄養も原因して生ずる諸々《もろもろ》の疾病もあったであろう。

白幽仙人を尋ねて

この話を聞いたので、宝永七年(1)一月の中旬に密かに旅仕度をして東美濃《みの》(岐阜県)を出発し、黒谷(2)を越え、まっすぐに白河村に到着し、荷物を茶店におろして一休みする。そこで白幽仙人の岩住まいの場所を尋ねると、村人が教えてくれた。それは村人が指さす遙か彼方の渓流であった。

そこで渓流の水の音を聞きながら遙かな山渓に入って行く。一里ほど行くと渓声も消え、樵《き》夫《こり》の通る径《みち》もなくなってしまった。そのとき一人の老人に会い、尋ねると、遙か彼方の雲かすみの間を指さすので、そこを見ると、黄色と白色の一寸四方のものが見える。それが山にたちこめた靄《もや》の動くにつれて見え隠れしている。これが実は、白幽仙人が住んでいる洞窟の入口に垂れさがっている蘆《あし》の簾《すだれ》であるとのことであった。

そこで私はすぐに衣の裾《すそ》をかかげ、険《けわ》しい岩を踏みしめ雑草を分けていくと、草鞋《わらじ》は氷雪を踏むように冷《つめ》たく、僧衣は露で濡れ、あぶら汗が流れ出る。ようやくにして、かの簾の所にたどりついてみると、四方の風景はすばらしく、景勝の地である。それは物外に超然として、たしかに人里離れた心地がする。心はふるえ恐れ、肌もまた粟《あわ》立つ思いであった。(3)

しばらく岩の根に寄りかかって呼吸を数えること数百回、おもむろに衣の塵を払い、襟《えり》をなおして、おそるおそる身をかがめて簾の中を見ると、白幽仙人が目を閉じて端坐しているのがぼんやり見えた。黒髪が膝まで長く垂れ下がり、紅顔がうるわしく棗《なつめ》のような色をしていた。大きな布の袍《ほう》(綿を入れた着物)をかけ、軟らかな草で作った蓆《むしろ》に坐っていた。岩窟の中は僅かに五、六尺四方であり、生活に役立つもの(資生)は何一つもない。ただ机の上には、中庸《ちゅうよう》と老子と金剛般若経《こんごうはんにゃぎょう》とが置いてあるだけであった。

(1) 宝永七年(一七一〇)、白隠二十六歳である。
(2) 黒谷と白河との対照の面白さがある。白河は山城国愛宕郡白河村のことで、現在の京都の北部郊外、北白川の奥にあたる。
(3) 白隠が白幽仙人の居所にたどりついたとき、そこは景色はよいがあまりに静かで、心は怯《おび》え鳥肌が立つ思いであったのに対し、じっと坐っている白幽仙人の顔は、棗《なつめ》のように血色がよく、髪は青年のように黒ぐろとして膝まで垂れ下がっていた、とこれも対照的に描かれている。

白幽仙人との対面

私は早速、礼を尽くして自分の病気の原因を告げ、救いを求めた。しばらくして白幽仙人は両眼をあけ、私をつくづく見つめていた。そして徐《おもむ》ろに告げていうのには、自分はこの山中に住む半分死にかかりの老人である。食べるものとては山中の栗その他の木の実などを拾ってきては食べ、鹿などとともに睡《ねむ》って生きている。この外《ほか》には何も知らない。まことに恥ずかしながら、はるばる遠方からお越しくださっても、何のお役にも立つことができない、と。

私はそれでもさらに教えを乞うてやまなかった。すると白幽仙人は、ようやく私の手を取って精《くわ》しく五臓の様子を調べ、あわせて九カ所の脈どころも調べた。白幽先生の指の爪は五分ほども長くのび、その顔は痛ましそうに、そして額に皺《しわ》をよせていうには、あなたの体はどうしようもないほど弱っている。これは禅の修行が度を過ぎ、節度を失っている。そのためにこのような重症となったのである。

あなたの禅病は治療がまことにむずかしい。それは鍼灸(1)や薬の力をもってしても、さらには扁倉《へんそう》や華陀《かだ》といった中国の名医でさえもスカッと治すことはむずかしいであろう。

あなたは禅観が過ぎ、そのため体を痛めてしまったのである。それゆえ内観の工夫を積み重ねていかないと回復はむずかしいと思う。これは「地(2)に倒れるものは地に依《よ》って立つ」という諺どおりである。

そこで、どうか私（白隠）にその内観の秘法を教えてください、私はそれを学びながら内観法の修行をしたいと思います、と熱心にお願いしたのであった。

そこで白幽先生は、おごそかに形《かたち》を改め、従容《しょうよう》として（落ちついて）いうには、「あなたはまことに問うことの好きな人である。それでは自分が昔聞いた内観の秘法を教えてあげよう。これは養生の秘訣であって、おそらくほとんどの人に知られていないであろう。怠らずこの秘法を実行するならば、必ずすばらしい効果があらわれるものだ。そして長生きさえも期待できるのである」と。

（1）「鍼灸や薬の力をもってしても、さらには扁倉や華陀といった中国の名医でさえもスカッと治すことはむずかしい」と、序文でも同様な文章が出てきたが、ここにも似た表現が出てきている。

（2）「地に倒れるものは地に依って立つ」という言葉をあげたのは、禅病で倒れたら内観法による丹田呼吸で立ち上がることができるのだ、ということをいっている。要するに「養生の秘訣」というものは、正しい丹田呼吸によって得られることを説いているのである。

白幽先生の医道論

（そこで白幽先生の医道論が述べられることになる）

そもそも自然界における大道(1)というものは二つの形に分かれる。陰と陽とが相交《あいまじ》わって人間が生まれる。先天(2)の元気がその中間において黙々として運びゆき、そして五臓が生じ、列《つ》らなり、さらに経脈(3)も生ずる。そして気(4)と血とが上より下へ、そしてまた下から上へと昇降循環(5)すること昼夜におよそ五十度である。

さて、臓器を見ると、肺(6)はいうなれば牝《めす》の臓器であって軽いから、横隔膜の上に浮かんでいる。それに対し、肝臓は牡《おす》の臓器で重く、横隔膜の直下に沈んでいる。心臓(7)は太陽のごとき火の臓器であり、これまた横隔膜の上にある。それに対して腎臓は太陰《たいいん》で下部の腹中にある。そして五臓(8)には七神（七つの霊妙な力）があり、五臓のうち脾臓(9)と腎臓とには、とくに二つの霊力がある。

そこで呼吸について見れば、吐(10)く息とともに静脈血（その中の炭酸ガス）は心臓を経て肺から外へ出て行き、吸う息のとき動脈血（酸素が多い）は腎臓および肝臓に入る。そして一回(11)の呼気と吸気で脈の進みがそれぞれ三寸ずつである。一昼夜(12)で呼吸回数が一万三千五百回となる。そして脈が全身を運びゆくこと五十回である。また火になぞらえられる心臓のはたらき、つまり血液の拍出は、常に上に向かってのぼりやすく、また水に当たる腎臓のはたらきは重くて、その静脈血は上にはのぼりにくい。そこで、そうしたことを察知しないで、禅の修行に節度を失い、または禅観の度が過ぎると、心臓のはたらきである血液の拍出は上にばかりのぼり、そして息を止めると肺に流れる血液が妨げられ、肺は疲労する。

その肺(13)(金母)が苦しむときは、腎臓(水子)が衰える(つまり腎臓の血流も妨げられる)。母なる肺と、子たる腎臓とが互いに疲れいたむと、それのみにとどまらず、心・肺・肝・腎・脾の五臓(14)がすべて困惑し、六腑(大腸・小腸・胆・胃・三焦《さんしょう》・膀胱《ぼうこう》)も工合が悪くなる。そして人体を構成する四大(15)(つまり地・水・火・風)に過不足が生ずる。その結果、四大のそれぞれに百一の病が生ずる。そうなると百薬も功を奏することができないし、多くの医家も手をこまねくばかりで困ってしまうのである。

(1)「大道」とは、大自然界における万物の本源。
(2)「先天の元気」は、生まれながらにだれもが持っているところの元気。万物生成の根本となる精気、といってもよい。
(3)「経脈」は体液が運ばれる道、すなわち血管やリンパ管のこと。
(4)「気と血」とあるが、丹田呼吸では肺のガス交換と血液の循環の両方に多大な効果があらわれる。丹田呼吸の呼気では体に不要な炭酸ガス(CO_2)を体外へ強力に排除し、次の自然の吸気では体に必要な酸素（O_2）を多く取り入れるから、気と血の両面から生体を守っていることになる。

（5）「昇降循環」とあるが、とくに心臓より下位に停滞しがちな静脈血の搾《しぼ》り上げを白隠は重要視している。そのことは現在でも少しも変わっていない。

人間は大気と血液によって守られている。これは古代中国の発想であり、その二者が昇降し循環することによって生命活動が行なわれている。それが昼夜に五十度とあるが、実際には両者の昇降と循環はそれよりはるかに多く行なわれている。

（6）「肺は牝の臓器……肝臓は牡の臓器……心臓は太陽……腎臓は太陰……」といった表現が出てくるが、これは原文では次のようになっている。「肺金は牝蔵《ひんぞう》にして膈上《かくじょう》に浮び、肝木は牡蔵《ぼぞう》にして膈下に沈む。心火は大陽にして上部に位し、腎水《じんすい》は大陰にして下部を占む」。『夜船閑話』に出てくる「心火」または「肺金」などの言葉は、古代中国に起源した陰陽五行説の五行、つまり木・火・土・金・水をそれぞれ次のように「五臓」に当てはめている。

心臓――心火
肺臓――肺金
肝臓――肝木
腎臓――腎水
脾臓――脾土

この陰陽五行説は、一切の万物は陰陽の二気によって生ずるという説である。そしてまた五行中、木と火は陽に属し、金と水は陰に属し、土はその中間にあるとし、これらの消長によって天地の変異・吉凶・禍福などを昔の中国では説いている。

さてそこで五行に当てはめた臓器を見ると、白隠は、心臓は「心火」とて火の性質を持っているから上にのぼりやすいとし、「腎水」は水であるから沈みやすいとする。

また、この五臓を考えるのに横隔膜を境として見れば、心（火）と肺（金）は横隔膜の上、つまり胸腔内にあり、肝（木）・腎（水）・脾（土）は隔下つまり腹腔内にある。そして陰陽を内臓の牡および牝になぞらえている。肺は牝の臓器、肝は牡の臓器というようにである。

(7) 心臓を太陽とすれば腎臓を太陰（月）にたとえている。大自然界においては途方もなく大きな太陽（日）と太陰（月）という分類を、小にしては内臓にも当てはめているのは面白い。そして、軽い「心火」が上部胸中に位置し、重い「腎水」が下部腹中にある、とこれまたユニークな文学的表現ではなかろうか。

(8) 「五臓には七神があり」とある。この神とは通常用いられている神《かみ》ではなく、身体の神気《しんき》、つまりすぐれたはたらきをいう。肝臓には魂《こん》、肺には魄《はく》、心臓には神《しん》、脾臓には意と智、さらに腎臓には精と志の神気あり、とする。これは中国的な発想である。

五臓の機能について見れば、それぞれに異なる。まず心臓では、肺および体全体に対し血液を送り出すこと（肺循環と体循環）に専念する。そこで肺は体内で生じた炭酸ガスの体外排除および大気中の酸素を血液内に取り入れるための臓器であり、肝臓は本来、消化腺であり、その分泌物は胆汁である。しかしその他の重要な肝臓の仕事は門静脈を経て肝臓に入ってくる吸収養分から、蛋白質の合成、あるいはグリコーゲンの貯蔵および血糖の調節、体内毒物の解毒などである。そのほうが、消化腺としてのはたらきよりもむしろ重要である。また血液凝固防止のヘパリンの生産も兼ねている。このように肝機能はきわめて多彩である。

次に腎臓は、体内で生ずる老廃物のうち、気体になり得ない物質の体外排除を仕事としている。

(9)「脾臓と腎臓とには、とくに二つの霊力がある」とは、医学的には次のように考えられる。まず腎臓の第一の機能は体内老廃物の排泄であるが、ここでは腎臓の上部に付着している副腎も腎臓と一体とみなしており、副腎は腎とはまったく異なった第二の機能を営む。つまり、副腎の髄質からはアドレナリンおよびノルアドレナリンを分泌し、皮質からはステロイドホルモンを分泌し、いずれも生体運営の上に重要な営みである。また脾臓の二機能とは、その一は、老化して酸素を運ぶ能力の低下した赤血球を破壊することと、その二は生体防御に必要なリンパ球を生産することを取り上げることができよう。

(10)「吐く息とともに静脈血は心臓を経て肺から外へ出て行き、吸う息のとき動脈血は腎臓および肝臓に入る」とある。これは重要な意味を持っている。それは次のように説明できる。

白隠のひさご腹丹田呼吸は、出る息で強力な腹圧がかかっている。この強力な呼気による腹圧により、腹腔内の諸臓器に停滞しがちな静脈血を心臓に送り込み、さらに肺へ送る。肺ではその血中の大量の炭酸ガスを体外へ捨て去り、次の吸気で大量の酸素を血液内に取り入れて肺から心臓へ送り、さらに全身の細胞に向かって送り出すのである。これは繰り返し述べてきたことで、生体運営には欠くことのできないものであり、その動脈血が腹腔内の全臓器に配分される。そして血液内のブドウ糖と酸素により、臓器はそれぞれの仕事をする。

以上の心・肺・肝・腎の四臓器はそれぞれ重要な臓器であり、とくに「肝腎」は一般にも「重要な」という意味に転用されているほどである。それに肺を加えた肺・肝・腎の三臓器は、とくに血液を清浄化する臓器としての重い任務をもつ。

戦後は肝腎の代わりに肝心の文字を用いる人も多くなっている。心臓もまたかけがえのない重要な臓器であるから、それでもよいわけである。

(11)「一回の呼気と吸気で脈の進みがそれぞれ三寸」とあるのは、動脈血の流れのよいことを表現していると思う。出る息で強力な腹圧がかかり、静脈血の流れが活発になるのである。

(12)「一昼夜で呼吸回数が一万三千五百回」とある。通常の安静呼吸では、一昼夜に二万一千六百回（一分間に十五呼吸として計算）であるが、白隠の場合は一万三千五百回というと一分間に十呼吸弱の計算となる。つまり出る息をやや長く出しているわけで、それだけ呼吸回数は少なくてすむ。丹田呼吸により、心臓からの血液拍出量が多いからである。

さて、心臓のはたらき、すなわち血液の拍出は上にのぼりやすい。それは大動脈が上に向かっているからでもある。それに較べ腎臓から心臓へ還《かえ》る静脈血は、重力の影響を受けるのでのぼりにくい。

人がもし坐禅のときそうしたことを知らないで、観理・観法に節度を失うならば、あるいはまた志念が過度になるときは、努責《どせき》の状態になりやすい。すなわち胸に力を入れて息を止めると、胸腔内圧の上昇により静脈血は心臓へ還ることを妨げられる。そのために肺へ回るべき血液が枯れてしまうということになる。この箇所、原文では「心火《しんか》熾衝《ししょう》して、肺金焦薄《しょうはく》す」という表現になっている。

このように胸腔内圧の上昇のために、脳および腹腔内の静脈血が肺への還流を妨げられ、そのため肺に血液が充分に回ってこないと、血液の浄化作業は低下する。それゆえしばしば息を止めれば、血液の流れを乱すばかりではなく、肺のガス交換も妨げられ、重大な危機に見舞われることとなる。腎と肺は、ともに血液浄化を営む臓器なのである。
(13)「肺(金母)が苦しむときは、腎臓(水子)が衰える」と、白隠はこの両者を母と子の関係になぞらえて説明している。つまり母なる肺に血液が回ってこなければ、子たる腎臓の血流も衰え減少し、重大な結果を招くことになるわけで、白隠はこのように見事な文学的表現を用いて、胸腹両腔の内臓の間にはそれぞれ密接な関係があることを述べている。胸腔と腹腔のいずれかの内臓に故障が起これば、その影響はすべての内臓に及ぶことを、行間に述べているような気がする。
(14)「五臓がすべて困惑し、六腑も具合が悪くなる」と、心・肺・肝・腎・脾の五臓に血液の循環不全が起これば、そのまま六腑(大腸・小腸・胆・胃・三焦・膀胱)にも影響が及び混乱するという。それゆえにすべての臓器が、一糸乱れぬ関連性を持ってはたらくときにこそ、体全体が健康であり、生命活動は支障なく行なわれるのであるという。(なお、三焦とは、上焦・中焦・下焦のことである。上焦とは心臓につづく血管、中焦とは胃の中、下焦は膀胱の上の輸尿管)
(15)「四大に過不足が生ずる。その結果、四大のそれぞれに百一の病が生ずる」とある。これは、努責や、浅く弱い呼吸による血液循環の不全が人体を構成する四つの元素(地・水・火・

風）に影響を及ぼし、地大については百一の黄《こう》病を、水大については百一の痰《たん》病を、火大については百一の熱病を、風大については百一の風病をといった四百四病の疾病を生じるという説である。

そうなっては、いかなる薬を用いても効果はなく、多くの医家は手をこまねくばかりであってどうしようもなくなる。そうした四大の病気は、体の外部から加える医療のみではどうしようもないわけで、心身ともに健全な生活を営むには、丹田呼吸の常時活用が必要であることを言外に述べているのである。

国政も体の運営も下部が重要

（白幽先生の言葉はさらにつづくのである）

思うに生命を養うことは、国を守るに似ている。明君聖主は常に心をしもじもの者に用いるが、暗君庸主はいつも心を上層の人たちに向けている。上ばかり見て、下をおろそかにすると、九郷《きゅうごう》たちが力を誇り、百の官僚たちは天子の寵愛《ちょうあい》をよいことにして、民衆の苦しみを考えてもみない。そうなると、世の中は飢えて人々の顔色が悪くなり、都には餓死するものが多くなる。そうしたときは、賢臣や良士は潜《ひそ》み隠れて、民は怒り天子を恨むようになる。すると諸侯も離叛し、夷狄《いてき》（外敵）が競い起って万民を苦しめることになる。そうすると国家は存続することができなくなる。

　これに対して心を民衆に用いるときは、九卿百官たちは倹約につとめ、いつも民衆の苦労を忘れることがない。そこで農民には余りの穀物が生じ、農婦は衣類に余裕が生ずるから、賢臣たちも集まり来たって天子に従い、諸侯も心服して、民は富み、国は強くなる。そして命令に違反する民衆もなく、国境を侵す国もなくなる。それゆえ国内に刀剣の騒ぎを聞くこともなくなり、民衆は武器の名も知らないですむようになる。

　人の身体もまた同じであって、至人《しじん》（徳のすぐれた人）は常に心気[2]を下部に充実させる。心気が下に充つるときは七凶[3]（喜・怒・憂・思・悲・驚・恐）が体内に動くことなく、四邪[4]（風・寒・暑・湿）も外から入り込むことができない。営衛《えいえ》、つまり呼吸と血液循環による体の守りも充実し、心身ともに健全となるので、種々の薬を飲む必要もなくなり、また鍼灸の苦痛も知らないですむ。それに対して凡人は、常に心気を上方に思うままにまかせる。心気を上のほうにばかり持ってゆくので、心臓が肺を苦しめ、五官の活動も疲れ、六根が苦しむのである。

　それゆえ荘子《そうし》の言葉に「真人の呼吸というものは踵《くびす》でするのに対し、衆人は喉《のど》で呼吸をしている」（「真人[5]の息は踵を以てし、衆人の息は喉を以てす」）とある。あるいは許俊《きょしゅん》の言葉には「気[6]というものが下焦（臍下丹田《さいかたんでん》）にあるときは、そこから出る息は長く、気が上焦（胸部）にあるときは、出る息が短い」とある。

また上陽子《じょうようし》の言葉に、「人には真正純一[7]の気がある。これが臍下丹田に降下《こうげ》するときは、易《えき》でいうところの一陽《いちよう》が復帰する。もし人が最初の陽（爻《こう》）が初めて復帰したとき、つまり一陽来復䷗（陽爻は実線━であり、陰爻は中央が欠けている╍の形であらわす）の兆《きざし》を知ろうと思えば、丹田（下腹部）に暖かさを感ずるので、陽気が発生したと思えばよい」とある。おおよそ生命を養う道に対して、もっとも重要なのは、上部[8]、つまり胸がいつでもすがすがしいことであり、下腹部は常に温暖でないといけない。

さて、経脈でいう十二とは、十二支の子《ね》・丑《うし》・寅《とら》・卯《う》・辰《たつ》・巳《み》・午《うま》・未《ひつじ》・申《さる》・酉《とり》・戌《いぬ》・亥《い》をこれに配する。これがまた一月より十二月に当たる。易における六爻のうち陰爻《いんこう》と陽爻《ようこう》とが変化して十二になるのを、一年の十二カ月に配分して一年が完結するのである。そこで五個の陰爻が上部を占め一つの陽爻が下にあるのを易の卦《け》では「地雷復《ちらいふく》」䷗といい、まさに一陽来復である。これは季節でいえば、冬至の候であるという。これを呼吸にあてはめると「真人の息は足の踵でする」ということになる。

次に三陽爻が下を占め、三陰爻が上にあるのを「地天泰《ちてんたい》」䷊という。季節ならば正月にあたる。これは万物が発生の気を含み、植物では百花が開く恩沢《おんたく》を受ける時節であるという。これを呼吸でいえば、すぐれた人が元気を下腹部に充たす象《かたち》であり、人がこれを得るときは気血営衛というごとく、気と血の流れはよく、そして気力は勇壮となる。

次に五陰爻が下部にあり一陽爻が最上部にあるのを、易では「山地剝《さんちはく》」䷖といって、九月の季節にあたる。この季節には、森も林も庭園も色を失ない、百花は荒れ果て落葉する。これは「衆人の息は喉でする」の象であり、このような浅い呼吸ばかりしていると容姿が枯れ果て、歯は動揺して抜け落ちてしまう。そのようなわけで、延寿書では次のようにいっている。六陽がすべて尽きてしまうときは全陰䷁の人であり、それは死の寸前ということになる。それだからこそ人はたえず元気を下に充実すべきものであることを知る必要がある。これこそ生命力を養ううえで大切なことである。

（1）「思うに生命を養うことは……」以下の大意は、次のようにいえるであろう。すなわち、国の政治と呼吸とは一脈通ずるものがある。人体の下部を重要視することは、明君聖主が心を民衆に用いるに似ている。つまり常に丹田呼吸を心がけるものは、病気を未然にふせぐことができる。あたかも明君が民草《たみくさ》に心を注ぐことが国力を高めるようなものである。反対に人体の下部をおろそかにするもの、つまり丹田呼吸をおろそかにするものは、種々の疾病に侵されやすく、民衆に心を用いない暗君が他国から侮《あなど》りを受け、侵略されるのに似ている。

このように正しく生き生きした生命を養うには、明君聖主がたえず心をしもじもの者に用いるごとく、下半身の血液の循環をよくすることが大事なのだというわけである。

心臓から大動脈を経て全身に送り出される動脈血の約七〇～八〇パーセント近くは、下半身に配分される。それはあたかも川上《かみ》の水が川下《しも》へ流れるようなものである。川の水は最後には海へ注ぐことになろう。ところが人間の場合は、下半身に送り込まれた血液を、たえず心臓へ送り返さなければ生きてゆくことはできない。それをしないと下半身にうっ血が起こり、さらに進めばそれは発病につながり、生命も危機に陥る。

冒頭の「思うに生命を養うことは、……暗君庸主はいつも心を上層の人たちに向けている」の箇所、『遠羅天釜』にも同様な一節があり、そこではさらに次の文章がつづいている。「其の民を愛するは、其の国を全ふする所以《ゆえん》なり。其の気を惜《おし》むは、其の身を全ふする所以なり。民散ずる時は国亡ぶ。気竭《つ》くる時は身死す」

つまり、君主が民を愛すれば国が安泰となる。それと同様に、すぐれた呼吸をたえず行なうことは体を健康にすることになるのである。その反対に、民が離散していけば国が滅亡するように、呼吸というものを無視してしまえば人間は生きてゆけないのである。それは現在でもすこしも変わっていない。すぐれた人というものは、たえず下半身に心をこめて息を出しているものである。

（2）「心気を下部に充実させる」とは、別の言葉で表現すれば、それは横隔膜の収縮下降により下腹に力が入っている状態をいう。つまり、常に丹田呼吸を心がけることである。それにより内憂（七凶）外患（四邪）の両方をふせぐことができるのである。また、大気と血液がよく心と体を守ってくれることになる。

（3）「七凶」とは情動の狂いから生ずる七つの病で、「喜・怒・憂・思・悲・驚・恐」をいう。このうち「喜」がなぜ七凶の一つかと不審に思う人もあろう。それは喜びにも種々あって、束《つか》の間の喜びなどはそれが怒・憂・悲・驚・恐に変わることさえある、というところから、凶に属しているのである。

（4）「四邪」とは「風・寒・暑・湿」の四気のもたらす邪気のこと。

（5）ここに荘子の有名な言葉が出てくる。

「真人の息は踵を以てし、衆人の息は喉を以てす」（『荘子』大宗師篇）

真人とは、至人《しいじん》と同義語と見てよい。道に叶《かな》った生活をしている人は、踵《くびす》（きびすまたはかかと）で息をするという。実際には横隔膜を強力に収縮して、下腹部に力の入った状態で息を出している。

ところが一般の人の呼吸の多くは、きわめて浅く弱く力の入らぬ呼吸であって、これでは横隔膜もあまりはたらかず、したがって肺のガス交換と血液の循環が低下し、健康とは逆行することになる。

（6）次に許俊や上陽子の言葉が挙げられている。「気というものが下焦にあるときは、そこから出る息は長く、気が上焦にあるときは、出る息が短い」。ここにある「下焦」とは丹田と同じく下腹部のことで、大気が下腹部にも巡《めぐ》っていくような感じの呼吸をしているときは「息遠し」、つまり出る息が長くなっている（長呼気）。

ところが、気が「上焦」にあるときは、胸で浅い呼吸をしている状態であり、前出の喉《のど》である呼吸と同様に健康的な呼吸ではない。

（7）「人には真正純一の気がある。これが臍下丹田に降下するとき……」とあるのは、真に正しい呼吸においては、大気が丹田にまで降下する感じがする。換言すれば、真に正しい呼吸をする人は横隔膜の収縮活動のよい人である。感じからすれば、みずおちをくぼめて、出る息を下腹部から上に搾《しぼ》り上げるような気持で息を出せばよいのである。そうすることにより、実は、下腹部に停滞しがちな遊びの血液（炭酸ガスを多く含んだ）を心臓に送り込むことになる。

（8）次に生命を養う道としてもっとも大切なことは何かといえば、出る息を長くする丹田呼吸である。そうすれば上半身がすがすがしくなり、下半身が暖かくなるのだ。つまり原文でいうところの「上部清涼、下部温暖」ということである。

ところで前述の易の卦《け》を整理すれば、次の表のようになる。

(1)	䷗ 地雷復《ちらいふく》	五陰が上に、一陽が最下部にある	真人の踵の息
(2)	䷊ 地天泰《ちてんたい》	三陰が上に、三陽が下部にある	最高の丹田呼吸 営衛充実す
(3)	䷖ 山地剝《さんちはく》	一陽が上に、五陰が下部を占める	衆人の喉の息
(4)	䷁ 坤為地《こんいち》	全陰にして陽なし	死の徴候

そこで「一陽が復帰する」とは、右の表の(1)である。最下部に一陽が来復する卦《け》であり、白隠はこれを踵《くびす》の息（真人の息）になぞらえている。

同じく「上部清涼にして下部温暖」ということを易の卦であらわせば ䷊ となる。これを地天泰といい、最高の卦となっている。
この実線（陽爻）が下三本を占めている場合は、下腹部または下半身に力の入った、つまり丹田呼吸をあらわしている。

真丹こそ長生不死の仙薬

昔、呉契初《ごかいしょ》が石台先生にお目にかかり、そして、斎戒沐浴《さいかいもくよく》して錬丹《れんたん》の術をお尋ねした。そのとき石台先生が申すには、「私には奥深い真丹術の神秘がある。すぐれた器量の人でなければ、これを伝えることはできない」(1)と。あるいは昔、黄成子《こうせいし》が黄帝《こうてい》にこの錬丹の術を伝授したが、このとき帝は二十一日の間斎戒沐浴してこれを受けたという。

さてそこで真丹について述べよう。(2)元来真丹とは大道そのものである。大道の外《ほか》に真丹はないのだ。考えてみるに、(3)五無漏《ごむろ》の法というのがある。それはお前さんの六つの欲を捨てて、眼・耳・鼻・舌・心の五感覚を無駄に使わなければ、本源の真気というものがはっきりと眼前に充実するものである。これこそかの大白道人がいう「我が先天的な元気を本源たる天地の元気に合体させる」ものである。孟子の謂《いわ》ゆる(4)「浩然《こうぜん》の気」（天地の間に流れる最大最剛の元の気）を率いて臍下丹田に蔵《おさ》め、歳月を重ねて、この浩然の気を養うことに努力し、余事に心を奪われぬようにする。そしてひとたび（実際には必要もない）仙丹(5)を錬る竈《かまど》などを引っくり返すような気持になるならば、そのとき内外、中間、東西南北の四方八方が一枚の広大な仙丹になってしまうのである、という。

　このときに初めて自分というものが、天地に先立って生まれたというのではなく、また天地に後《おく》れて死ぬということもなく、すなわち生命を天地とともにする不老不死の大神仙であることを悟ることができるのである。これこそ真正の錬丹の功が完成したとするのである。

　何とそれは風を御してそれを乗り回したり、霞《かすみ》に跨《また》がったり、大地を縮小したり、水上を徒渉するなどの枝葉末節的な幻術《げんじゅつ》をもって本懐とするものであろうか。いやそうではないのだ。また大海をかきまぜて酥酪《そらく》（栄養豊富な乳製品）を作ったり、大地を変じて黄金に変えたりする妖《よう》術（人をまどわすあやしい術）をもって本懐とする輩《やから》とはまったくちがうのだ。

　昔の賢人のいうことに、丹(6)とは丹田《たんでん》のことであり、液とは肺液（肺から多くの酸素を取り入れた血液のこと）である。肺液つまり酸素を多く含んだ動脈血を丹田に還《かえ》すのであるから、これを金液還丹《きんえきげんたん》(7)というのである。

　そこで私は白幽先生に、次のように申し上げたのである。謹しんでお諭《さと》しを聞きました。しばらくの間、禅修行の公案の工夫を中止して、禅病を治すことに専念いたします。ただ心配になることは、それは李子才《りしさい》(8)がいうところの、清降にかたより過ぎた方法ではないでしょうか、心を丹田に集中すれば気血がそこに停滞することにはならないでしょうか、と申し上げたのに対し、白幽先生が微笑していうことには、そんなことはない。李子才が次のようにいっているではないか。火の性は燃え上がるものであるから、これを下《くだ》さなければならぬ。それに対し水の性は下に流れるものであるから、これをつとめて上《のぼ》らせねばならない。水が上り、火が下るのを名づけて交《こう》(9)という。交《まじ》わるときは易で既済《きさい》といい、交わらぬときは未済《みさい》とする。交は生の相《すがた》であり、不交は死の相である。李子才が「清降に偏している」というのは、清降が悪いというのではなく、丹渓《たんけい》を学ぶ者が清降という言葉にかたよりすぎている弊害を救うためにいったものである、と。また、つづけていうのには、古人の言葉に「相火《しょうか》が上《のぼ》りやすいのは身中の苦しむところであり、水を補うのは火を制するためである」と。

思うに火に君相《くんしょう》の二義がある。君火《くんか》は上にあって静をつかさどり、相火は下にあって動をつかさどる。君火こそ一心の主人であり、相火とは宰相のことである。思うに相火にもまた二種類がある。それは腎と肝とである。肝は雷《らい》に比せられ、腎は龍《りゅう》に比せられる。そこで龍を海底に潜ませておけば、決して激しい雷鳴が起こることはなく、雷を沢の中にこもらせておけば飛龍の上る心配はない。海も沢もいずれも水である。これこそ相火の上りやすいのをおさえる言葉ではないか。

またいうのには、心(10)が疲労しているときは、血気が衰え、心火が逆上している。血気が衰えたとき、これを補足するのには、心火を降下させて腎水に交わらせるがよい。これを「補う」というのである。それを易でいえば、既済の道である。あなたは先に心火逆上したから、この重病が起こったのだ。

もし心火を降下《こうげ》させなければ、たとい三界《さんがい》の秘密の行法《ぎょうほう》を行ない尽くしたとしても、再起することはできない。なおまた、自分（白幽）の形体模様が道家者の流儀に似ていて、禅とは大いに異なるように見えるかも知れぬが、これこそ禅である。他日、悟りが得られたときには、おそらく大笑いするときがくるであろう。

もとより「観」(11)というものは、無観が正しい観である。多観するものを邪観とする。あなたは多観のために重病にかかった。今こそこれを救うのには、無観をもってするのがもっともよい手段ではないか。あなたがもし心炎意火《しんえんいか》(12)を鎮《しず》めてこれを丹田と足心《そくしん》におくならば、胸中はおのずから清らかとなり、種々無駄な考えをめぐらす必要もなくなり、また一滴ほどの心の波も消えてしまうであろう。これこそ天台の智顗《ちぎ》大師のいう真観(13)・清浄《しょうじょう》観にほかならぬのだ。それであるから、しばらく禅観を抛《なげう》ってしまおうなどと思う必要はさらさらないのである。

（1）「私には奥深い真丹術の神秘がある」の原文は、「我に元玄真丹《げんげんしんたん》の神秘あり」である。これは、呉契初《ごかいしょ》（中国古代の仙人か？）が石台先生（伝不明）に教えを受けたときの言葉であるという。ここで丹を丹田呼吸に置き換えてみればよい。元玄とは元《げん》のまた元《げん》という意味で、真の丹田呼吸というものを自分は体得しているのだ、ということになる。

(2)「元来真丹とは大道そのものである。大道の外に真丹はないのだ」とは、ずばりいえば、丹田呼吸そのものが大道だということになる。これは時代の変遷に関係のない丹田呼吸の重要性を説いている。

(3)「五無漏の法」とあるが、この「漏」とは煩悩とか汚れといった意味。すなわち、出る息を長くすることにより、五つの漏を脱落させる、つまり心と体に不必要なものをすべて追放することができるのである。

(4) 孟子のいう「浩然の気」とは、天地の間に流れている広大な元来の大気のこと。その本来の根本の大気を下腹部に蔵《おさ》めるとは、実際にはどうするかといえば、息を充分吸い入れたとき、あたかもその息が下腹部にまで入った感じがするが、それは感じだけで、大気は肺以外には入らない。そのとき横隔膜の収縮下降によって腹腔内圧が高まる。つまり、下腹部丹田に力が入ったような気持の呼吸をすることである。

そうした強腹圧呼吸、つまり横隔膜を充分に活用した呼吸を、歳月をかけて、常時それに専念して実行すること。それは気がついたときのみやるのではなく、たえず実行することである。

(5)「仙丹を錬る竈《かまど》」(丹竈《たんそう》)というのが出てくるが、それを用いて丹薬をつくり出すというのは、実際に体内では何が起こっているかというと、強力な腹圧をかけては下半身の静脈血を心臓へ送り還している。つまり、静脈血という役に立たない血液を動員して、酸素を多く含んだはたらきの血液として、有効に活用するわけである。そうすると心は限りなく広くなり、内外・四方・八方がすべて一枚の大還丹《げんたん》となるという。これを体でいえば、腹部全体が一枚の大還丹となる、すなわちまったく病気をよせつけない体となるということである。

（6）ここに初めて、「丹とは丹田のこと」だという言葉が出てくる。そして、「液とは肺液」であるといっている。肺液とは、前に述べたように丹田に送られて大活躍する酸素の豊富な動脈血のことである。

（7）「金液還丹」の「金液」とは肺の血液のことで、丹田呼吸によって大量の炭酸ガスを放出した後には、努力を要せずして大量の吸気が誘発され、肺の毛細血管に多くの酸素が取り込まれ、その血液が心臓へ送られ、さらに大動脈を経て「還丹」、つまり丹田へ還《かえ》っていくというわけである。この酸素の豊富な動脈血（金液）が丹田に還っていくことで、腹腔諸臓器の機能を一段と活性化することになるのである。

白隠の丹田には、たえず金液、つまり酸素の豊富な動脈血が、次から次へと送り込まれたのである。その金液は丹田のみならず、同時に大脳にもふんだんに送り込まれている。それによって体は至って健康で、しかも脳細胞は持てる能力を思う存分発揮できたわけで、また何ものにも束縛されることなき大自在の境地に到達されたのであった。

前出の「仙人還丹の秘訣」とは、この「金液還丹」のことである。この仙人還丹・金液還丹の秘訣は、現代においても決して難しいことではない。実行する意志をもち努力さえ惜しまなければ、ただちにだれでも実行ができるのである。「金液還丹」が健康生活にきわめて重要であることは、医学の進歩した現在でもすこしも変わることのない真理である。

（8）李子才《りしさい》は明《みん》代の医者にして『医宗必読』の著書がある。「清降にかたより過ぎる」というのは、心を丹田にばかり集中すれば気血がそこに停滞することになりはしないか、という心配である。その心配を白隠が問うと、白幽先生は微笑して「そんなことはない」というのである。李子才のいうには、「火の性は上りやすいからつとめて下らせよ、その反対に水の性は下方に向かうからこれをつとめて上らせよ、そこで両者が交《まじわ》る」と。

(9) ここで「交」という言葉が打ち出されるが、これは全身の血液循環の重要性を取り上げているのである。

心臓から全身の細胞・組織・臓器に送り出される動脈血は、それぞれの仕事をした後に静脈血となって心臓へ還らねばならない。ところが下半身の静脈血は、重力の影響を受け停滞しがちである。だから下半身のうち腹腔内の静脈血は、丹田呼吸により心臓へ搾《しぼ》り上げる、そして左右の下肢の静脈血は、下肢の筋肉を大いに使えばよい。骨格筋はすべてその収縮活動により、静脈血を心臓へ向かって送り込んでいるのである。

腹腔内の静脈血は、横隔膜を初め一連の骨格筋が収縮して腹腔全体を圧縮することにより、心臓還流を促される(横隔膜のはたらきについては第四章一五四ページ以下参照)。

かくのごとき静脈血の心臓還流があればこそ、肺における炭酸ガスと酸素のガス交換がスムーズに行なわれる。このようにして、炭酸ガスを体外へ捨て去った後は、労せずして酸素を多く含んだ血液となる。そのために全身の細胞が血糖を用いて生命活動をするとき、大量のエネルギーが生じる。動脈・静脈の血液循環のよい状態を『夜船閑話』では易にも言及し、それを「交」と呼び、そうでない場合を「不交」と呼んでいる。

(10) 「心が疲労しているときは、血気が衰え、心火が逆上している」とは、心臓が疲れているとその機能も衰え、心臓から送り出される血液が頭にばかりのぼる、ということであろうか。そのようなときは、頭へのぼりがちな血液を丹田呼吸によって腹腔へ送れば、腎臓の血液の流れもよくなる。つまり上昇しがちな動脈血を下部に送り、そして停滞しがちな静脈血と交流させることが大切で、この術を体得し、これをたえず実行するのを「補《ほ》」と名づける。いわばこのことは、前述の「金液還丹」(動脈血を下腹部へ送り込む、それに先立ち下部の静脈血を心臓に送り込み、さらに肺へ送り込む)と同様のことで、その重要さは昔も今もすこしも変わりはない。

(11)「『観』というものは、無観が正しい観である」と出てくる。「無観」に対するは「多観」であるが、白隠は修行時代の一時期に誤った修行から心火逆上し、肺金が焦枯《しょうこ》するといった状態に陥った。それをみずから救ったのは長呼気丹田呼吸であった。多方面にわたり心を使い過ぎていたのを、無観の状態に改めた。すなわち一時期、禅観を放棄し、公案の工夫もしばらく休み、長呼気丹田呼吸に専念したのであった。つまり、無観こそ正観であることを知ったのである。

(12)「心炎意火を鎮める」とは、あれやこれやの無駄な考えを追放すること。それには長呼気丹田呼吸を用いる。そうすれば胸はすがすがしくなり、無益な考えも消えてしまい、心を波立たせることもなくなるのである。

(13)「真観・清浄観」とあるが、これは長呼気丹田呼吸を積み重ねてゆくことによって得られる。長呼気丹田呼吸をたえず繰り返すことによって、「真観」すなわち、ありのままの大自然界を深く観察する眼が養われ、真理を発見することができる。また、「清浄観」というのは、出る息を長くすることにより、体も心も浄められることをさす。

長呼気丹田呼吸を生理学的にみれば、一回ごとの呼気量が多く、したがって炭酸ガスの体外排除量もきわめて多い。さらに長呼気に前傾姿勢を用いると、通常の三倍から六倍もの呼気量となる。その反動で大量の酸素が血中に移行するという利点がある。これが心身清浄をもたらす。それればかりではなく、心の持ち方が広くなり、すぐれた智慧が泉のごとくわき出すところの広大智慧観も養われる。何はさておき、実際に長呼気を積み重ねてゆくことである。

禅観の基礎としての丹田呼吸

そこで禅観のやり方を考えることが必要である。釈尊は「(1)心を足心《そくしん》にもってゆくと百一の病を治すことができる」といわれた。また阿含経《あごんぎょう》に、酥《そ》を用いた観法のことが説かれてある。つまり「(2)軟酥《なんそ》の法」である。それは心の疲労をとるのにもっともすぐれている。あるいは、天台の智顗《ちぎ》大師の書かれた『(3)摩訶止観《まかしかん》』には、病気の原因を詳しく説いてある。治病法についてもまた詳しい。その中には十二種の呼吸法が説かれており、それにより多くの病を治すことができる。

また、(4)臍《へそ》の中に豆粒《まめつぶ》を見るという観法がある。その大意は、心火を降下して丹田および足心におさめることであり、これがきわめて大切なことであるという。それはただ病気を治すばかりでなく、大いに禅観を助けて一石二鳥である。思うに繫縁《けえん》と諦真《たいしん》の二止《し》があり、諦真は実相の円観（天台宗の最高の教え）であり、繫縁のほうは心気（心をこめた呼吸）を臍下丹田におさめることを第一とする。修行者がこれを実行するときは、大いに効果がある。

昔、永平寺の開祖である道元禅師が中国の宋に行き、如浄《にょじょう》禅師を天童山に拝し、相見《しょうけん》した。ある日道元は、如浄禅師の密室に入り教えを聞こうとした。如浄がいうには、「道元よ、坐禅をするときには、(5)心を左の掌《たなごころ》の上におくべし」と。これこそ智顗大師のいう繫縁止《けえんし》の大略である。智顗大師が初めてこの繫縁内観の秘訣を自分の兄鎮慎《ちんしん》に教えて、その重篤な病気を死から救い助けたことは、精《くわ》しく『天台小止観』の中に説かれている。

また白雲和尚がいうのには、「我は常に(6)心を腹の中に充たしておく。そして仲間の言行を正し、大衆をすべおさめ、あるいは客人を接待し、臨機応変の処置をとることもあり、小参（臨時の小説法）、普説（修行者向けの説法）など数多い中にあっても、腹に心を充実すれば不思議と疲れないものである。それは年をとってからのほうがさらに利益が多いように思う」と。

これはまことに貴いことではないか、これこそ素問《そもん》にいうところの「(7)恬澹《てんたん》虚無なれば、真気がこれにしたがう。そして精神が内にこもれば病などはどこからも入ってこない」という言葉にもとづいたものであろうか。そのうえ(8)内に守る秘訣は、元気を全身に充実させ、三百六十の骨とその関節および八万四千の毛孔《けあな》まで、一つとして元気の欠けた所がないようにすることだと知るべきである。これこそ生命を養うのに、もっとも重要なことだと知らねばならない。

また、彭祖《ほうそ》の言葉に、「(9)和神導気《わしんどうき》の法というのは、深く密室を閉じ、床を安定させ、席を暖《あたた》め、枕の高さを二寸半にし、正しい姿勢で仰臥《ぎょうが》し、目を閉じ、心気を胸の中に充たし、鼻の先端に軽い(10)鴻毛《こうもう》をつける。そしてそれが動かない状態で息をすること三百回、こうした努力によって実は精神統一ができ、目や耳から入ってくるすべてのものに心が動かされることがなくなる。そればかりか暑さ寒さも平気となり、毒虫によって毒されることもなくなる。こうした心の安定した状態で年齢も三百六十歳ともなれば、これこそ真人に近いといってよかろう」と。

また蘇内翰《そないかん》の言葉に、「空腹になったならば食事をし、それも満腹にならぬように気をつける。あるいは満腹ならば散歩して腹をすかせるよう心がける。そのように腹をすかしてから静(11)かな部屋に入り、端坐し、静かに出入《はい》りの息を数えよ。一息より数えて十に至り、さらに十より数えて百に至る。そうして百から千に至ると、体は兀然《ごつぜん》とした（高くそびえた）気持となり、そして心は静まりかえって虚空と等しくなるのだ」と。

この状態が長くつづいて一息がおのずから止まり、息が出ることも入ることもなくなったとき、この息は八万四千の毛孔の中から雲蒸し、霧が起こるように無始《むし》以来の諸病が脱落してゆき、体の障害が自然に消滅してゆく状態になることをはっきり知ることができよう。それはあたかも今まで何も見えなかった盲人が、突如として見えるようになったのと同じである。このとき、今ここが何処で、これから何処へ行くかなど問う必要はない。(12)日常の言葉など省いて、自分自身の元気をじっくりと養うことだ。そんなわけで、目の力を養う者はたえず目を閉じ（余分なものは見ない）、耳の力を養う者は聞くことを遠ざけ（不要なものは耳にしない）、心気を養うもの（心をこめた呼吸をするもの）は常に黙っていることが必要である。

（1） ここには各種の内観法が数々出てくる。それについて検討してゆこう。
まず釈尊は、呼吸をするときは、「足心（足裏の土踏まず）に心を集中する」ことを教えている。

（2） かの有名な「軟酥の法」。これについては次の節で詳しく述べられている。

（3） 『摩訶止観《まかしかん》』とは天台の顗師の著書で、観法を説いたものである。これに病気の原因、また治病法がきわめて詳しく記載されているのだが、その治病に薬物でなく、十二種類の呼吸法を用いて多くの病気を治しているといっている。

（4） 「臍の中に豆粒を見る観法」という観念息（心にあるものを思い浮かべて、それに心を集中して息を出す）が出てくる。これも足心に心を集中するのと同様に、臍の中のゴマを凝視するという想念を用いた丹田呼吸である。これが治病と禅観（坐禅して真理を観ずること）の両方に役立つわけである。そうした臍ゴマの凝視という観念息が、実は静かな長呼気丹田呼吸となっているのである。その場合の長呼気が「繋縁止《けえんし》」、つまりものの真実の姿を直観する動機となる。また「諦真止《たいしんし》」といった、空《くう》の真理を体得することにもつながるであろう。

つまり、長呼気丹田呼吸をたえず実行された白隠禅師は、すべて真実の相を直観され、外界の騒音や雑音に心を動かすこともなかった。

（5） 昔、道元禅師が中国に滞在中、その師、天童の如浄禅師から教えを受けたというやり方が出てくる。それは、「心を左の掌《たなごころ》の上におく」と念じながら行なう呼吸法で、おそらくこれも出る息を長くする丹田呼吸であったであろう。これも一種の「繋縁内観法」となっていると思われる。自分の心を胸中から取り出して左掌上におくとは、おもしろい発想である。そのとき呼吸はやはり呼気に徹したものとなる。これを顗師の兄の鎮慎《ちんしん》に教えて、重篤な病気を死から救っている。これは有名な話である。

（6） 白隠禅師は、「心を腹の中に充たしておく」といった白雲和尚の言葉に深い関心を示された。この想念は息を出しながら行なっていると思う。これは強力な呼気性の丹田呼吸（出る息で下腹に力を入れる）となり、そこから有事即応、臨機応変の処置が出てくる。これはきわめて脳循環をよくするからであり、老境に入ってもまことによい呼吸法である。白隠禅師は体内の炭酸ガスを捨て去るのに、いつでもきりっとしまった下腹部を自由に活用したが、これと一脈通じている。ここに出てくる白雲和尚（『夜船閑話』の登場人物の一人だが、詳細不明）も、やはり丹田呼吸の実践家であったことがうかがわれる。

（7） 「恬澹虚無なれば、真気がこれにしたがう」との『黄帝内経素問《こうていだいけいそもん》』にある言葉が引用されている。「恬《てん》」とはやすらかなこと、「澹《たん》」は淡と同意。俗世間の煩わしさを去り、欲を捨て、心を無我の境におくならば、真気がこれに従ってあらわれる。つまり、真の丹田呼吸が自然に行なわれるのだという。

白隠禅師が坐禅の際に好んで実行された長呼気丹田呼吸は、生理学的にはやはり大量の炭酸ガスの排除になるが、それと同時に心にかかる不要な雑念も一緒に吐き捨てることができるのである。そして精神が内にこもるならば、病などはどこからも入ってくる隙《すき》はないのだという。

(8)「(精神を)内に守る秘訣は、元気を全身に充実させる」とは、真気すなわち正しい丹田呼吸を心の内に守り抜くこと、つまり正しい丹田呼吸が何の抵抗もなくすらすら行なえるようになるためには、大自然の元来の大気を全身に充実させるということ。これには力強い呼気が大いに役立つ。この力強い呼気による丹田呼吸を、釈尊は短い息と呼んでいるが、それは力のこもった呼気であり、体腔の圧変動学的にみれば、声門を開放したままで、胸腔を瞬間的に強く圧縮する骨格筋がはたらくのである。

それに対して、胸腔を圧縮する呼吸筋群が静かにゆっくりはたらくのが長息、すなわち長呼気丹田呼吸なのであるが、この長短二息の実践を行なっていくことが肝要である。釈尊はこの長短二息を四十五年間実行されている。

(9)さてここで、八百歳の長寿を保ったといわれる彭祖の言葉が出てくる。それは「和神導気(精神を和《やわ》らげ、心気を養う)の法」であり、正しく仰臥し、目を閉じ、心気を胸の中に充塞《じゅうそく》させること、とある。

大気を深く肺の中へ導入するためには、その前の段階として胸腔を大いに圧縮することが必要である。つまり吐いて吐いて吐きぬくのである。吐きに徹すれば、その反動で大量の大気を肺へ迎え入れることになるのだ。

ところで『夜船閑話』に出てくる言葉ではないが、ある人が長生きの秘訣を熱心に問い求めたのに対して、彭祖は、「その道、はなはだ近くして人能く行なうなし」といわれた。一言でいえば、何でもないことだが、息を吐き抜くことに専念せよ、ということであった。

(10) 「鴻毛《こうもう》」とは鳳《おおとり》の羽毛で、きわめて軽い毛である。これを鼻上につけると仮定し、それが三百回も呼吸して動かない状態になれば、そのときこそ耳から入ってくる音、眼から入るすべてに心を煩わされることがなくなる。そのような外界のものに心を煩わされなくなると、寒暑に遇《あ》っても平然として耐えることができ、蜂や蠍《さそり》の毒も受けつけなくなる。そうすると三百六十歳の長命も珍しくなくなる。これこそ真人の生活である、と彭祖はいっている。

(11) 次は蘇内翰《そないかん》(宋の蘇軾《そしょく》)の言葉である。「静かな部屋に入り、端坐し、静かに出入りの息を数えよ」と。日常生活の息は、そのほとんどが知らぬ間に行なわれている。数を数えながら息をするということは大脳を煩わす呼吸で、心をこめている。それも一から十、十から百、百から千と進みゆくことはかなりの努力を要する。しかし、その努力の効果は、驚くべき治病力となってあらわれるのである。次の入る息では心を放つことにより、心は静まり大空のように広大になる、と。この状態が長くつづいて、一息が自然に止まり、息が出ることも入ることもなくなったとき(このとき強力な持続腹圧がかかっている)、八万四千の毛穴からあたかも雲が蒸し、霧がわき起こるごとくに、長年の諸病が自然に消滅してしまうことがはっきりわかるのである。

(12) そしてさらに、「日常の言葉など省いて、自分自身の元気をじっくりと養うことだ。目の力を養う者は静かに目を閉じ、耳の力を養う者は不要なものを聞くことを避け、心気を養う者は常に静かに黙っているべきである」というのである。

軟酥の法を用いた丹田呼吸

さてそこで私（白隠）は、白幽先生に向かって次のことを尋ねた。一体、酥《そ》[1]を用いるとはどういうことですか、と。それに対して白幽先生の言葉は次のようなものであった。

修行するものが禅定《ぜんじょう》中に四大《しだい》が調和せず、身心ともに疲労していることに気がついたならば、心を奮い起こして次のような観想を行なうがよい。

たとえば色も香りも清らかで軟《やわ》らかな、そして滋養たっぷりの酥の鴨卵《おうらん》大のものを、頭上にしかと置くと仮定する。その気味は微妙で、それが円《まる》い頭蓋骨を通して脳をうるおし、それが次第に浸々《しんしん》として水が浸《ひた》すがごとく下へ降りてきて、両肩および両腕に及び、さらには左右の乳から胸中の心臓および肺、そして腹腔内の胃、腸、肝、腎、脾、さらには背骨、尾骨までも次第にうるおしてゆく。このときに、実は五臓六腑の血液の滞《とどこお》りや疝痾《せんあ》、塊《かい》痛などが心に随《したが》って降りてゆくこと、水が低きにつくがごとくに消えていくことがはっきりとわかる。

かくして軟酥のとけたものが全身をめぐり流れ、さらに両脚まで暖《あたた》かにうるおしながら、最後に足心でとどまる。修行者はこの観想をふたたび実行されよ。このように浸々としてうるおい下った余流が積りたたえられ、暖め浸すことは、あたかも世の良医が種々の妙香の薬物を集めて、これを湯で煎《せん》じて浴盤の中に盛り湛えて自分の臍《へそ》より下を浸すようなものである。

このような観想をすれば、それはすべては心のあらわれであり、鼻には妙香がただよい、身体には軟酥が肌に触れるような心持となる。そのため身も心も快適となる。そのとき体調は二、三十歳のときよりはるかにすぐれている。このときにあたり、五臓六腑の気血の滞りはとけて消え、胃腸は調和し、知らぬ間に肌の色がつやつやと光沢が生ずる。(2)

この観法を続行するならば、どんな病気も治らないということはない。どんな徳行をも積むこともできようし、どのような行道も成就しよう。その効果のあらわれ方に遅速のあるのは、修行者の精進《しょうじん》の綿密であるか否かによるのだ。

白幽先生がさらに語っていうには、自分が幼少のころは病気がちで、あなたの病の十倍ほども重かった。そのため多くの医者から見はなされてしまった。そしていろんな手段方法を用いても救う術《すべ》はなかった。そこで天地の神々に祈り、天仙のお助けを願った。ところが幸いなことに、はからずもこの軟酥の法を伝授されることになった。そこで歓喜に充たされ、綿々として修行した甲斐があって、一カ月もたたないのに、多くの病気の大半が治ってしまった。

それ以来、身心は軽やかにして安らかさを覚えるようになった。ただこの愚かものが一心に努力したばかりであって、一年の過ぎゆく月が大の月か小の月かも頭になく、また、平年か閏《うるう》年かもわからない。俗世間への思いも次第に薄《うす》らいでゆき、世の中の欲にからまる古い習慣もいつの間にか忘れるようになってしまった。

そんなわけで、自分は今年何歳になったかも忘れてしまった。中年のころ、ふとしたことで若狭《わかさ》の国の山中に潜《ひそ》み隠れることおよそ三十年、世間の人でこのことを知っているものはだれもない。この三十年間を顧《かえりみ》ると、それは盧生《ろせい》のいわゆる黄梁半熟《こうりょうはんじゅく》(3)のひとときの夢のようであった。

今この白河山中の人のいないところで、枯れ果てた体に大布の単衣《ひとえ》を二、三枚着て、真冬の寒さが綿さえ通す夜であっても、枯れ果てた腸を凍《こご》えさすこともなく、山の木の実もなくなり、まして穀物も食べないことがややもすれば数カ月にわたっても、凍え飢《う》えることもなかったのは、軟酥の法を用いた丹田呼吸のお陰ではなかったかと思う。自分は今あなたに一生用いても尽きることのないほどの秘訣を教えた。この外にはもはや何もいうことはない。

白幽先生はいい終えると、瞑目して静かに坐っていた。

（1）「酥を用いるとは……」と、ここでいよいよ「軟酥の法」が詳しく述べられることになる。

これは、鴨卵《おうらん》大の軟酥（軟《やわ》らかな酥。酥は前述のごとく牛乳の凝固した栄養豊富なもの）を頭上におくと仮定し、それが頭部から胸腔・腹腔、それから左右両下肢を潤《うるお》しながら足心に至ってやむ。その間、諸臓器に故障があれば、それがとけた軟酥によって修復されるという想念を用いながら呼吸を行なうのであるが、その息は出る息が長くなり、心も鎮《しず》められるのである。

こうした想念を用いて行なう長呼気丹田呼吸であるのだが、それによりかなり多くの病気が修復されていくからおもしろい。

それを考えてみるに、徹底した出る息で血中の炭酸ガスの体外排除が徹底して行なわれ、それにつづいて、大量の酸素を含んだ動脈血が諸臓器に送り込まれるからである。鴨卵大の軟酥の秘訣も、要は息を吐き抜くことであった。呼気に徹すれば、その次には生体細胞の必要とする酸素がふんだんに入ってくる。同時にそれは、心身いずれの束縛をも解き放つ不思議なはたらきをもっているのである。しかもそれはみずからの努力によってのみ体験できるのである。

軟酥の法ばかりでなく、長呼気丹田呼吸そのものをつとめて日常生活の中で実行しつづけることは、徳行を積むことにもなるし、仙人のようなすばらしい生活も可能となる。そして自分の進むべき道も鮮明となり、そして成就するのである。その効果のあらわれ方の遅速は、修行者が積極的に努力するか否かによるのである。

この軟酥の法を心に浮かべながら、静かな長い呼気を繰り返すうちに内臓の諸病が消えてなくなり、また胃腸のはたらきが活発となって、血液の循環がよくなるので、肌の色も光沢が出てくる。

(2) この「知らぬ間に肌の色がつやつやと光沢が生じる」の箇所、原文では「覚えず肌膚光沢を生ず」となっているが、それに対し、『遠羅天釜』では、「皮膚次第に光沢あり。是れ則ち元気を養ひ得て神丹成就したる効験なり」と説明が加えられている。皮膚に光沢があるというのは、丹田呼吸によって全身の血液の循環のよいことをあらわしている。

(3) 「黄粱半熟のひとときの夢」とは、唐の時代、盧生《ろせい》という青年が不思議な枕を借りて寝、立身出世した夢を見たが、夢から覚めてみれば、まだ黄粱の粥《かゆ》が煮えぬぐらいの間であったという話から、ほんの束《つか》の間のことを指している。

白幽先生との別れ

私（白隠）は目に涙をため、礼を述べて辞去した。別れを惜しみつつ徐《おもむ》ろに洞口を後にして山を下ってゆくと、夕陽がわずかに木の枝にかかっている。そのときに、下駄が岩につづけて当たる音が谷間に響いた。はて、と驚き怪しんで恐る恐るあたりを見まわすと、遥かかなたに白幽先生が岩窟を出て、わざわざ自分を見送りに来てくれたのであった。

そして白幽先生がいうことには、人迹《じんせき》の途絶《とだ》えた山道では、西も東も方角がわからないので、おそらく帰り途《みち》に苦労されるであろう。自分がしばらく帰路を教えてあげよう、といって大駒《こま》下駄《げた》をはき、細い杖をついて高い岩を踏み、険《けわ》しい山路をわたるのに飄《ひょう》々《ひょう》として平地を歩くようで、談笑しながら先に立って歩いてゆく。そして山路を遥かに一里ばかり下ってきた。そこは来たときの渓流のところであった。そこで白幽先生は、この流れに沿って下っていけば必ず白河の村に出られる、といって、別れを惜しむがごとくに去っていったのである。

しばらくの間じっと立ちつくして白幽先生の帰りゆく姿を見送っていると、その歩き方の勇壮なること、飄然として世を遁《のが》れて、(1)羽化登仙《うかとうせん》する人のようであった。それは羨《うらや》ましくもあり、かつ深い尊敬の念が湧くのであった。ただ残念に思うのは、これから先自分は一生の間このようなすぐれた人に随《したが》い学ぶことができないことである。

（1）「羽化登仙」とは、羽が生えて仙人となり天に登る、ということ。

内観法を用いた丹田呼吸の効果

ふるさとに帰り毎日(1)この内観の秘法を心静かに修すること三年もたたないうちに、従来の諸病が治ってしまった。しかもそれは、薬も飲まず鍼灸《しんきゅう》にたよることもなく除き去ることができたのである。

この内観法を用いた丹田呼吸は、病が治るばかりではなかった。今まで手も足も出ぬ、また歯も立たぬ難信・難透、難解・難入の公案も、根の底に透き通るように透過し、根本から悟ることができた。そして魂の大歓喜を得ることおよそ六、七回、その他の小悟は数知れず、手の舞い、足の踏むところを知らぬ有様であった。これで妙喜《みょうき》大師のいう「大悟十八度、小悟は数知らず」ということが初めてわかり、それが真実であることを知ったのである。

昔は二、三枚のうちかけ（胸と背だけの羽織）を着ても、足の裏がいつも氷水の中につけているように冷たかったのが、今は厳寒の最中でも足袋《たび》もはかず暖炉《だんろ》にも用がないほど手足が暖かい。自分はすでに七十歳を過ぎているのに、爪の垢ほどの病気もないのは、かの内観法という神術のお陰であると思う。

世の人々よ、松蔭寺に住む余命いくばくもない生きのこりの自分が、少しばかり荒唐無稽《こうとうむけい》な無駄話を書き記して、すぐれた人々を誑《たぶらか》し惑《まど》わすといってくださるな。以上の話は一言の下《もと》に大悟するような人のために書いたものではなく、それは自分のようにものわかりの遅い、まさかつての自分のように多病で疲れやすい人たちが仔細《しさい》に嚙《か》みしめて読めば、必ずや少しは補《おぎな》いになると思ってのことなのだ。ただ恐れるのは、文字の上の表現のみを見て、手を叩《たた》いて大笑いする人があるかもしれないことである。それはなぜか。「馬、枯箕《こき》を嚙《か》んで午枕《ごちん》に喧《かまび》すし」[(2)]という黄庭堅の詩のように雑音の多い中にも、私のささやかな内観の教えが、時には人々の耳にも留《とど》まるであろうことを願っているからである。

（1）冒頭に「毎日この内観の秘法を心静かに修すること三年もたたないうちに、従来の諸病が治ってしまった。しかもそれは、薬も飲まず鍼灸にたよることもなく除き去ることができた」とあるが、同様な意味の文章はここばかりでなく、すでに何回か出てきている。それは白隠が、外から何かを入れるのではなく、みずから行なう丹田呼吸のすばらしさを、まさに自分の体で体験しているからである。

(2)「馬、枯箕《こき》を噛《か》んで午枕《ごちん》に喧《かまび》すし」は、黄庭堅(宋の人、一〇四五―一一〇五)の詩。これは、騒々しいときに馬が枯れた豆殻を噛んでも音は感じないが、「昼寝の耳には、馬が豆殻を噛む音がやかましく聞こえる」という意味。すなわち、以上の話が大いに役立つ人があるかと思えば、その反面、耳ざわりになる人もいるかもしれない、ということである。

以上の『夜船閑話』は、白隠禅師がみずからの失敗談を交《まじ》えながら、丹田呼吸のすぐれた治病効果と、さらにそれにも増して、丹田呼吸が人間形成に大きな重要な役割を演じているということを述べている。現代の医学教育に、丹田呼吸のごとき正しい「呼吸学」といった講義が取り上げられる日の一日も早からんことを切望するものである。

第三章

白隠禅師の活力禅と丹田呼吸

1　白隠禅師の活力禅の源流

白隠禅は大地性のある行動禅

白隠の禅は活力禅（行動禅）といえる。

坐禅はふつう、ただ坐禅して「無」に迫る曹洞宗の只管打座《しかんたざ》と、これとは対照的に公案を考えながら坐す臨済禅の二つに分かれる。いずれにしても坐禅は、体動を伴わないから静なる禅である。それに加えて禅修行には種々の行動を伴う行動禅があり、修行は動禅、静禅の二境をもってはじめて成立する、というのが白隠の見方である。頭だけで公案を考えるのは邪道であり、動禅をも併用しなくてはならない、というのだ。したがって、公案のない只管打座とは趣《おもむき》を異にしている。では、動禅とは何か。こちらは修行僧の日常茶飯事全般を指していよう。寺院内の作務も托鉢《たくはつ》も歩行行脚《あんぎゃ》もこれすべて動禅、という哲学である。

白隠は、活力禅として、歩行禅に相当に力を注いでいる。西洋の哲人の例もあるように、歩行は脳細胞（だけではないが）のはたらきを活性化させる。白隠は、ずいぶん行脚した。

十九歳から禅修行のため各地の禅寺に赴いたが、二十二歳のときは郷里の沼津の松蔭寺から遠く四国の伊予松山の正宗寺まで足をのばしている。片道だけでも五百キロはあるだろう。歩きながら公案の拈提《ねんてい》に腐心する。坐しての頭だけの修行でなく、自ら苦しみ多い体験を通して公案を工夫してゆくのだ。千七百もある公案を通して、大自然の中における自己の真の生き方を発見させようとするのが看話《かんな》禅の修行法である。公案は、疑団（多くの疑問）を起こさせる手段であり、それは幾山河を越えゆく旅にも似て、多くの人生経験の積み重ねを要求する。白隠が三十二歳までに掛錫《けしゃく》した禅寺は十指に余るが、この間の行脚、坐禅、作務、日常生活、これすべて活力禅といえよう。

この活力禅には大地性がある。この「大地性」とは、鎌田茂雄先生の独特な言葉である。たとえば、中国の百丈《ひゃくじょう》和尚は、ある日、弟子たちが農作業の道具を隠してしまい農事が行なえなかったとき、食事を摂らなかった。なぜ弟子たちが農耕具を隠してしまったかということは別として、ここには、「一日作《な》さざれば一日喰《くら》わず」という実生活に直結した思想がうかがえる。

禅は実生活そのものなのだ。まさに、大地と共なる生活、ということである。種子を蒔《ま》けば芽を吹き出させる大地、そこには生命力を育てる力を宿している。種子があってもこれを大地に蒔かなければ、芽が出て成長はしない。大地もまた生きている、といえるのではないか。

植物を生かすにはこの大地・大気・太陽（光線）、そして水もなくてはならない。人間の生活にも植物と同様に、大地・大気・太陽・水が必要である。こうしたものは禅道場の坐禅だけでは実感が得られない。農作業や行脚など直接行動を通して実感を得ることに意味があるのだ。しかし、この行動禅の完成度を高めるには坐禅も不可欠な修行である。坐禅によって行動の中にあるすぐれたものを発見し、また、開発された坐禅の叡智を行動禅で実際活動に用いねばならないからである。静禅と動禅は修行の両輪なのだ。動静あわせ行ない、はじめて「動中の工夫は静中の工夫に勝ること、はるかなるものがある」と気づくのである。

こういった思想下で白隠は修行を積んだ。悟後《ごご》の修行が何よりも大切と説く信州飯山の正受老人の教えを守り、悟後も、激しい修行をつづけた。この修行が度を超し、禅病にかかり、それを白幽仙人伝授の秘法で克服したことは前に述べた。

病魔を克服した白隠は以前にも増して修行に励み、当時沈滞していた臨済禅に活力を注ぎ、後年、臨済禅の中興の祖とあがめられることになる。

それはさておき、白隠の活力禅を慕って全国から雲水たちが原の宿の松蔭寺を訪れる。三十二歳のとき白隠は松蔭寺に戻り、翌年住職となったが、そのころの松蔭寺は荒廃はげしく、雨が降れば雨漏りする貧寺であった。浄財も乏しい。米、麦、野菜にも事欠く始末である。白隠はみずから農耕具を提《さ》げ、雲水たちと畑仕事にも精を出した。百丈和尚と同様に。それはまさに大地性の禅であった。気力にあふれ、活力に満ち、しかも高度な「白隠禅」は、大地性の強い行動禅、および坐禅の中から湧き出たものにちがいない。

動静二境の丹田呼吸

「動中の工夫は静中の工夫に勝ること百千億倍」ととなえる白隠は、坐・動両禅をあわせて行なったが、この動・静はそのまま「動静二境の丹田呼吸法」そのものであった。

丹田呼吸、すなわち横隔膜を充分に活用した呼吸法は、大きく二つに分けることができる。一つは動の丹田呼吸であり、その二は静の丹田呼吸である。

活動時は手足その他の骨格筋がはたらく。面白いことには、それとともに横隔膜が連動するのである。体が暖かくなるのは熱エネルギーの発生による。これが動を伴った丹田呼吸の特徴である。他方、坐禅のような動きを伴わぬ場合は静の丹田呼吸である。それが正しく行なわれているときは脳の血液循環が活発であるから、清冽《せいれつ》な精神活動を可能にするのであり、坐禅時にも正しい呼吸が必要である。心すべきは、酸素を多く含んだ動脈血を脳細胞に向かってたえず送り込むことであり、それに先立って静脈血をつとめて多く心臓へ送り還すことである。

心臓から送り出される血液の約七〇パーセントまたはそれ以上が腹腔および下肢に配分される。これは静脈血となって心臓へ還らねばならぬ。ところが、これらが重力の影響で下半身に停滞しがちである。停滞した血液が循環血液に加わらないと生命活動に役立つ血液量が少なくなり、脳循環の減少にもつながる。浅く弱く力の入らぬ呼吸ばかりしているとすぐれた発想も湧かず、睡魔に襲われるのは、このためである。

これに反し、活動時の呼吸は吐く息がダイナミックであり、一回ごとの呼気量が多い。これを体腔の圧変動学からみると、胸腔と腹腔とが同時圧縮をしている。腹腔の圧縮は停滞しがちな静脈血を心臓に搾《しぼ》り上げ、胸腔の圧縮は大量の呼気とともに炭酸ガスを体外に捨て去っている。

その同時圧縮が終わった瞬間には、胸腔も腹腔も圧縮が解除されて、胸には大気が導入されるとともに、大量の酸素が血液内に取り込まれる。これが動脈血となって全身の六十兆もの細胞に配分されるのである。それゆえ全身の骨格筋を惜しみなく使う活動時には、血液循環も肺のガス交換もきわめて活発である。

白隠が、動中の工夫は静中の工夫よりはるかにすぐれていることを強調していることが、『夜船閑話』『遠羅天釜』などにしばしば散見される。これは禅師の行動禅の豊富な経験から出た言葉であると思う。思うに行動禅では、大自然の風光の中で脳の血液循環もよく、難透・難解な公案もさらりと透過したものが多かったことであろう。

透徹した眼で物ごとを静かに見据えるには、静の丹田呼吸が役立ち、また六十兆という体細胞の生命活動を活性化するには、動の丹田呼吸が主要となる。人生には動静二境の丹田呼吸が必要であることがわかろう。

釈尊も『大安般守意経《だいあんぱんしゅいきょう》』の中の弟子の問いに答えるという文章において、「坐《ざ》と行《ぎょう》では呼吸は同じか、それとも異なるか」という問いに対し、「それは同じこともあるし違うこともある」と答えている。行を修めゆくのに道を得たいならば、坐と行の両方の呼吸を知るべきであるというのだ。

行は行動を伴い、ときには活動的であり、その行動は常に大自然の運び行きと根を同じくする。天地自然の正しい法則にかなった自然の動きを踏まえての活動である。したがって行の場合は、力強い呼気が主体となっている。

それに対し坐の呼吸は、静かな長い呼気が多く用いられている。釈尊の呼吸、アーナーパーナ・サチ（アーナーパーナは呼と吸、サチは心をこめる、の意。すなわち、心をこめた呼吸）は数《す》息《そく》・相随《そうずい》・止《し》・観《かん》・還《げん》・浄《じょう》の六段階であるが、これには出る息を長くする呼吸と、息を力強く出す呼吸法とがある。坐禅は主として長息を用い、行動時には力強い呼気（短息）が主体となっている。

しかし、坐と行では、あるときは同じであるが、あるときは異なるという。坐禅時にもしばしば力強い呼気も必要であるし、行動時にも静かな長い呼気の必要な場合があるということであろう。

では、吸気の方はどうなるかと心配する人もあろうが、それは出る息にさえ心をこめれば、吸気は自然に入ってくるのであるから、それには心を用いる必要はない。吸気から心を放つという呼吸法は、大脳の負担を半減させることができる。ここが丹田呼吸のすばらしい点でもあるのだ。まさにバイオリズム呼吸である。

2 白隠禅におけるひさご腹丹田呼吸法

数年前、原の松蔭寺を訪ねた。松蔭寺の現在の行政は沼津市になっている。いうまでもなくこの寺は白隠禅師の活禅《かつぜん》の地である。松蔭寺で私は白隠禅師の木像に接した。これは白隠の自作とかうかがったが、眼光炯々《けいけい》として人の心を凝視しているごとくである。しかし、その眼光もさることながら、私の胸に強く突き刺さった衝動は、像のみずおちの部分に見られるくっきりとした括れであった。瓢簞《ひょうたん》の上下のふくらみの間の括《くび》れのごとく、力強くくっきり、磐石《ばんじゃく》の態勢の中に浮かび出ている。「これか——」と思った。

また、別の日、奈良の薬師寺を訪れ、薬師如来と日光・月光両菩薩の三尊像を拝観したが、このときにも強い感銘を受けた。

本尊の薬師如来は坐像であり、日光・月光の両菩薩は立像で、左右から脇侍《わきじ》として薬師如来を守っている。本尊もさることながら両脇侍の姿には一段と心を惹《ひ》かれた。両菩薩ともみずおち下に横真一文字の深い括れが鮮明であり、それが、これまでに見た仏像のどれにも増して深々としたものだったからだ。みごとに緊《しま》った腹の力強さ、最高に腹圧のかかった状態である。「これだ」と深く心に刻み込まれたのであった。

さて、仏像の話など出てきてとまどった読者もいるかもしれないが、ここで言及したいのは仏像そのものの話ではなく、仏像のみずおち下に見られる「括《くび》れ」のことである。

上虚下実のひさご腹

白隠の呼吸法は、容姿の上からすれば、実は「ひさご腹丹田呼吸法」なのである。ひさごとは瓢簞《ひょうたん》のことだ。瓢簞にはご存知のように上下のふくらみの間に極端に狭くなった括れがある。ひさご腹はこれと同じで、臍《へそ》の上に深く凹《へこ》みが生じ、しかも、その下の部分（下腹）には強力な腹圧がかかり、叩けば手がはねかえるほどきりっとしまった状態をいう。この状態での呼吸法がひさご腹丹田呼吸法なのだ。

『夜船閑話』に、「臍下《さいか》瓠然《こぜん》たること、いまだ篠打《しのう》ちせざる鞠《まり》の如《ごと》けん」とあるのは、そうした形の腹をいうのである。それは横隔膜および関連する筋群が鍛錬されることによってできる。

その骨格筋は、肋骨引下げ筋群・腹筋群・腸腰筋などであることがわかった。これらの骨格筋群の協調収縮によるきりっと緊《しま》ったひさご腹は、練習を積み重ねていくに従い、本ものに近づく。

白隠の丹田呼吸法を十数年かかって深く研究した人がいる。それは調和道道祖の藤田霊斎《れいさい》師（詳細後述）であった。師は九十年の生涯をこの丹田呼吸の研究と実践に傾け尽くした方である。師の造語に「上虚《じょうきょ》・下実《かじつ》」というのがあり、それが調和道丹田呼吸の大黒柱となっている。上虚というのはみずおちの下の括れであり、下実はきりっとしまった下腹のことである。師の丹田呼吸は、白隠の丹田呼吸の体勢を忠実に表現している。

ひさご腹の状態のとき、試みに下腹部に手を当ててみると、通常は柔《やわ》らかでも、呼吸の仕方によって弾力ある硬さになることがわかる。思いきり叩《たた》けばその手が跳ねかえるほどの強力な腹圧がかかっている。ここで重要なのは呼気性の丹田呼吸である。出る息で下腹部が硬くなり、しかもみずおち下に深い括れが生ずることである。

白隠の丹田呼吸がまさにそれであった。そして一回ごとの呼気量の多い呼吸法だ。かりに、ポリエチレンの袋など用いて出る息を実際に計ってみると、一度に一リットルないし二リットルもの呼気量に達することがわかる。これはそのまま血液内の炭酸ガスの大量排除に結びつき、またバネ式に大量の酸素を血液中に取り入れることになる。吸入された酸素は体内の代謝作用で爆発的なエネルギーを生むのである。こうした呼気性の丹田呼吸の積み重ねで、「臍下瓠然《さいかこぜん》として篠打《しのう》ちしない鞠《まり》のように固い」という白隠の表現どおりの腹になるのである。

このような丹田呼吸は、腹部の使用済み血液を心臓に送り還《かえ》しては、全身の血液循環を活発にする。同時に太陽神経叢《そう》を活性化して自律神経の機能にすぐれた威力をあらわす。これをマスターすることにより自律神経は常に正しくはたらき、その支配を受けているすべての臓器が快適にはたらくのである。自律神経失調に悩むことの多い現代人が、このひさご腹丹田呼吸をマスターすれば、「日々是好日」の生活が可能となる。

太陽神経叢は自律神経の集合体

みずおち下の奥には、腹腔内に太陽神経叢（自律神経の集合体であり、腹腔神経叢の別名）があり、このみずおち下の括れが深くなる動作が多いほど、自律神経は交感・副交感の両神経いずれもが、正しく活発にはたらく。それはすでに多くの体験者によって実証されてきた。

このひさご腹丹田呼吸を四十八年間も実践した白隠は大自在力を身につけ、当時大名から乞食に至るまで、幅広く多くの人々に慕われたのであった。それは一貫した白隠の利他行のあらわれであったと思う。

ここで、前述と多少重複する部分はあるが、藤田霊斎師の不朽の詩「調和法之頌《じゅ》」を、説明を兼ねてご紹介しよう。ここで師は、太陽神経叢（腹腔神経叢）がみずおちの真うしろの腹中にあり、丹田呼吸法によって活性化される、ということを述べておられる。行動禅と丹田呼吸法が密接な関係にあることもおわかりいただけるだろう。

調和法之頌

気息調丹田太陽　　気息調《ととの》うて丹田太陽となる
太陽神叢光燦爛　　太陽神叢は光《ひかり》燦爛《さんらん》
身心調和四徳炳　　身心調和して四徳炳《へい》たり
斯成調和太陽人　　斯くて成る調和の太陽人

ここで「気息調う」とはどうすることかといえば、「気」つまり宇宙本元の大気を体内に取り入れては取り出すという肺のガス交換を巧みに行なうことによって、丹田が太陽になる、ということである。そして、下腹部の丹田が太陽のようなはたらきをする、という意味だ。

具体的には、みずおちに深い括《くび》れをつくり、上半身をくの字型に前傾させながら息を大量に出すのである。次の瞬間に上体を起こし伸ばすと、大気が肺に自然に導入されるというスプリング呼吸（同時にバイオリズム呼吸）が行なえるのである。

これを分解して説明すれば、第一段階では肺の中の大量の炭酸ガスを体外へ捨て去ることになる。次の瞬間上半身を伸ばすとき（第二段階）、これまた大量の吸気が誘発され、その中の酸素が充分に血液内に取り込まれる。この豊富な酸素は体内で重要なはたらきをする。

約六十兆という体細胞が、血液中のブドウ糖を分解するとき、酸素が多いと爆発的に大量のエネルギーが生じることはご存知のとおりである。そのとき、丹田から下半身までが暖かくなる。丹田太陽となる。これは実際に体験できる。丹田呼吸を繰り返すうちに、不思議と太陽神経叢があたかも太陽が光り輝くような威力を発揮するのを体感することができる。

太陽神経叢は自律神経、主として交感神経の集合体であり、その神経細胞はすべての内臓にいきわたっている。それら内臓は、丹田呼吸法によって充分にその機能を発揮するのだ。これにより体ばかりでなく心も調い、さらには身心の調和が行なわれる。つまり、心身一体となって生命活動がすばらしい展開をするのである。そこに**調理統一**、**調節守分**、**和融互助**、**和適順応**という大自然の四法則が、体内で光を放つように厳然として行なわれるのである（身心調和して四徳炳たり）。

このように、太陽神経叢が充分にその機能を発揮できるような丹田呼吸法（ひさご腹丹田呼吸法）をたえず心がけることによって、私たちは太陽のごとく心身いずれも強くかつ健全に、太陽のごとく逞《たくま》しく勇ましく、また太陽のごとく明るく清くなり、そして体全体が暖かになり、慈愛溢れる太陽のような人間となることができるという。

私たちはこの目的に向かって、たえず努力してゆきたいものである。霊斎先生の「調和法之頌」は、そうした丹田呼吸と太陽神経叢のすばらしいはたらきをうたいあげたものである。その丹田呼吸法が、白隠のひさご腹丹田呼吸法であったことは注目に値する。

3 禅病はいかにして克服されたか

白隠および門下の雲水たちの禅病はいかにして克服されたのか。それは前出の「ひさご腹丹田呼吸法」によるものと考えてよい。その事例を『夜船閑話』に見ていこう。まず、白隠の禅病であるが――。

白隠、呼吸法を改める

名僧といわれる白隠も、実はこと呼吸法に関しては、かつては致命的な失敗の体験者であった。坐禅と呼吸法で禅病を克服しようとした着眼点はよかったが、一時期、肝腎の呼吸法が間違っていたのだ。その間違いは、「吸気」に力点をおき、また呼吸を止めてしまう「努責《どせき》」という大きな誤ちだった。その症状を「心火逆上し肺金焦枯す」と述べている。心臓に血液が還ることができず、当然、肺にも流れていかない。『夜船閑話』にはさらに、「左寸《さすん》の火、右寸《うすん》の金を剋《こく》す」と述べているとおり、心臓にも肺にも血液が行かなくなるわけである。その結果、「金母苦しむ則《とき》は水子衰滅す」と、悪影響が肺から腎臓にも及ぶことを巧みな文学的表現を用いて記している。

その被害は腎臓にとどまらず、腹腔全体の内臓にも及ぶことになる。この大失敗に気づき、胸に力を入れて息を止めていたのを一切やめて、出る息を長くする丹田呼吸法に改めたのである。

ひさご腹による力強い丹田呼吸法で左右の両肺に送り込まれた静脈血は、最初は、肺の毛細血管から大量の炭酸ガスを肺胞へ拡散させる、つまり三億以上の肺胞という小部屋に拡散する。静脈血により肺に送り込まれる炭酸ガスの濃度は大気中の炭酸ガスの五百倍以上であるから、拡散現象により肺の毛細血管から肺胞に容易に移行する。それはあたかも水の中へインキを一滴たらしたように拡がる。さらにこれを力強い呼気によって体外へ捨て去る。弱くて浅い呼吸では、炭酸ガスを充分に捨て去ることはできない。そのため酸素もわずかしか入ってこないのである。

炭酸ガスは体内でのエネルギー産生時の燃えかすであるから、体内に留めおいても何の役にも立たない。しかも、すべての内臓や筋肉に生ずる炭酸ガスは、肺でないと体外へ捨て去ることはできない。それゆえ一回ごとの呼気量を多くすることは、血液の清浄化に大いに役立つのである。そればかりではなく、そのすぐ後に、大量の酸素を肺の毛細血管へ導入するというすばらしいメリットがある。

ところが西洋的な深呼吸では、酸素を多く吸い入れようと努力するが、それは長くつづかない。捨て去るべきものを捨てきっていけば、努力を要せずして大量の酸素が入ってくるのだ。白隠のみずおちの下が深く括《くび》れているのは、出る息を大量に出している証拠である。

正しい丹田呼吸をたえず積み重ねてゆけば、「営衛《えいえ》充ち心神健《すこや》かなり」、つまり大気と血液が自分を守ってくれ、心も体も健《すこや》かになるのだとみずからの体験を述べている。

無観の観

さて、禅病克服の具体的な話に入るが、ここでは「無観の観」という語に沿って説明してゆこう。これは白隠が白幽仙人をして語らせている数多くの言葉の一つである。

「夫《そ》れ観は無観を以て正観《しょうかん》とす。両観の者を邪観とす。向《さ》きに公多観を以て此重症を見る。今是を救ふに無観を以てす、また可ならずや」

白隠は、多くの公案に対し熱意をもって切り込んでゆくことで、心身に極度のアンバランスを起こしたと思われる。

多くの公案の中には、一ひねりも二ひねりもしたと感じられるものが多く、それを頭で解釈しようとすると、精神緊張からそれがストレス刺激となる。

精神緊張は骨格筋の緊張を伴い、それはとくに肩の部分の僧帽筋《そうぼうきん》に著しく、これが言葉どおりに肩苦しくなる。極度の精神緊張時にはしばしば息を止める。そのとき知らぬ間に力を入れて息を止めると、血液循環に乱れを生じ、脳圧が上がりカッカッとする。これは脳循環の攪乱で、冷静な精神活動が困難となる。「心火逆上す」という表現がそれで、『夜船閑話』の到るところに散見される。当然のこととして脳圧と血圧が上がる。

精神緊張の連続は、自律神経系の乱れ・アンバランスにつながる。とくに公案の拈提《ねんてい》には、交感神経の異常緊張により副腎の髄質からホルモンのアドレナリンなどが過剰に分泌し、これが血糖の上昇をきたすと同時に血管を収縮させる。そのために、心臓の筋肉にも余計な負担がかかり、血圧を上げるという困った状態になるのだ。

動脈が正常にはたらくときは緊張と弛緩《しかん》のリズムが整う。その点は心筋とまったく同じである。ところがこの動脈が緊張の連続となると、心臓は血液を強力に搾りださなければならず、それが血圧上昇にむすびつく。激しい精神的緊張下では、血圧は収縮期、拡張期ともに上がる。このように精神の緊張状態が長くつづくと、そのストレス刺激がついには自律神経のアンバランスにつながってゆく。

したがって臨済禅の激しい修行では、禅病という独特の症状がしばしば発現するのである。加えて、低栄養の食事が代謝作用にも支障をきたして、自律神経失調、結核、それに引きつづき神経症も併発することは決して珍しいことではなかったと思う。

白隠門下のすぐれた修行僧の中にも、初めは血色もよく肌に艶があったのが、激しい修行のため痩せ衰え顔色も憔悴《しょうすい》してしまうという状態のものが続出していることを、白隠は特有の文学的表現で述べている。

公案は、禅のすぐれた境地を展開するために大いに疑団を起こさせるための、いわばその方便ともいえよう。最初のうちはそれに心が縛られ、体もぎこちなくなってしまう。そうした公案のための多観が禍《わざわ》いして、禅病が多発したのではなかろうか。

多観によって生じた心身の故障を回復するには無観をもってすることを、白幽仙人が若き日の白隠に「心炎意火《しんえんいか》を収めて、丹田及び足心の間におかば、胸隔自然《きょうかくじねん》に清涼《しょうりょう》（さわやか）となる」と説いている。

「無観の観」とは結局、徒《いたずら》に大脳の負担となるような観想や観念をさらりと捨てる、ということである。

実際にはつとめて出る息を長くしていくと、無駄で無益な考えは大脳から脱落してゆくのである。つまり無観の観は、長呼気を繰り返すことによって招来されるのだ。

『夜船閑話』にあらわれる丹田呼吸の数々

こうして、ひさご腹丹田呼吸法によって禅病を克服した白隠は、血液循環と呼吸との関連の重要性を、多くの比喩を用いて『夜船閑話』の中で述べている。それは、丹田呼吸の「極意」ともいえるものである。

たとえば、「明君聖主は常に心を下《しも》に専《もっぱら》にし」と説き、また、易《えき》の卦《け》では最高の地天泰䷊が下半身の最良の血液循環をあらわしていることなどを挙げている。そのほか「夫《それ》大道の外《ほか》に真丹なし」として、真のすぐれた呼吸というものは丹田呼吸の外にはないのだといっている。

中でも重要なのは、「金液還丹《きんえきげんたん》」である。これを医学的にいいかえれば次のようになる。

重要な臓器は胸・腹の両腔にある。胸腔には心臓と肺があり、さらに、腹腔には胃・小腸・大腸・肝臓・腎臓・脾臓・膵臓など生命活動のための重要な臓器が充満している。これら諸臓器が機能を充分に発揮するには、血液内のグルコース（ブドウ糖）と、それに酸素が不可欠である。

「金液還丹」の金液とは肺の血液のことであり、前述のように、肺でガス交換をして酸素を多く含んだ血液のことで、還丹とは、その豊富な酸素とブドウ糖を腹腔内諸臓器に送り込むという、生命にとっての重要な仕事を意味している。それが途切れると、生命は重大な危険にさらされる（努責は、生命活動を危機に陥《おとしい》れることになる）。

顧《かえり》みて、私たち現代人は知らぬ間に浅い呼吸をしていることが多い。これでは血液内の酸素も不足がちとなる。いつでも酸素を豊富に含んだ血液を下半身に送る、つまり「金液還丹」をたえず心がければ、多くの現代病を体外へ追放することができるのである。

そのほか下半身に心を傾ける丹田呼吸がずらりと並べ挙げられている。「心炎意火を収めて、丹田及び足心の間におかば、胸隔《きょうかく》自然《じねん》に清涼《せいりょう》にして」とは、長呼気丹田呼吸のことであり、「臍輪《さいりん》を縁して豆子《とうし》を見るの法」、あるいは天台の摩訶止観《まかしかん》の繋縁止《けえんし》・諦真止《たいしんし》も丹田呼吸であり、天童如浄の「心を左の掌《たなごころ》の上におく」といった想念を用いた場合も、そのとき下腹部に手を当ててみればかなり腹圧がかかっていることに気がつく。また白雲和尚の「つねに心をして腔《こう》子《し》の中に充たしむ」というのも、同様に強力な腹圧がかかっている。

あるいは「八万四千の毛竅《もうきょう》、一毫髪《ごうはつ》ばかりも欠缺の処なからしめん」というのは、静かな、しかも強力な持続腹圧による長呼気で、これまたすばらしい丹田呼吸である。そのほか、釈尊の「心を足心にをさめて」行なう呼吸法は、「軟酥《なんそ》の法」を用いた長呼気丹田呼吸と同様である。

彭祖《ほうそ》の「鴻毛《こうもう》を以て鼻上につけて……」と想念する和神導気の三百息、あるいは「十より数へて……千に到る」蘇東坡居士《そとうばこじ》の数息《すそく》法も、それらはすべて下腹部に手を当ててみると、数えるたびに腹圧がかかっていることがわかる。あるいは「真人の息は踵《くびす》を以てする」という荘子の呼吸も、「心を足心にをさめる」という釈尊の想念呼吸と近縁関係にある。

以上は種々の想念を用いた丹田呼吸で、その場合、下腹部にかなり強い腹圧がかかっている。これらはすべて、各細胞で使用済みの血液（炭酸ガスを多く含む静脈血）を、活動する血液（酸素を多く含む動脈血）にするために、横隔膜および一連の骨格筋がよくはたらき、いわゆる金液還丹をたえず行なっているものであることがわかる。

こうした記述を通じて丹田、つまり下腹部の血液循環の不調によって起こりがちな現代病の克服には、丹田呼吸が重要な役割を演じていたことがわかろう。

4 釈尊・白隠・調和道の呼吸法

調和道とは、私たちの調和道協会で実践している丹田呼吸法そのもののことであるが、この調和道の呼吸法は、これまで述べてきたように、白隠禅師のひさご腹丹田呼吸法に由来している。調和道の道祖、藤田霊斎師は白隠の呼吸法にヒントを得ており、調和道は白隠から生まれたといってもよい。

しかし、さらに歴史を繙《ひもと》くならば、その源流は釈尊にまでさかのぼる。なぜなら、遠い昔、釈尊もみずから丹田呼吸法を実践し、極度に痩せ衰えた体を素早く回復している。それにはスジャータという乙女が供養した牛乳粥《がゆ》も役立っている。いうなれば、釈尊は調和道丹田呼吸法の始祖である。「釈尊→白隠→藤田霊斎」という流れを思い浮かべることができる。

ところでこと呼吸法に関しては、始祖の釈尊も臨済禅中興の祖の白隠も、初め大きな失敗を体験している。それが努責《どせき》であったことは前に述べた。努責の弊害を身をもって体感し、のち、改めている。そこがまた、偉大な人物の偉大な面でもある。

以下、釈尊、白隠、藤田霊斎師の脈絡をたどってみよう。

釈尊は無師独悟で会得

釈尊は生まれながらにして王位継承権をもった王子として王宮に育ち、物質的には申し分のない生活であった。しかし生後、数日にして生母を失っている。そのことを後で知り、多感な王子の精神的ショックとなったことは容易に理解される。物質的に恵まれすぎた生活のみでは、心の空虚を充たすことはできない。長ずるに及んで、人間には生老病死の四苦がつきまとうことを知る。つまりこの世に生をうければ、生きゆく上の身体的な苦痛、精神的な苦悩があり、また何らかの病患に悩まされる。さらにまた、好むと好まざるにかかわらず老境に入っていき、最後は何人《なんぴと》も避けては通れぬ死が待ちうけている。こうした人の世の四苦が、釈尊の脳裡を去来する日々であったろう。

これは人間共通の苦である。この苦に対して納得できる受けとめ方を教える師を求めたが、それは果たせず、苦行生活に入られる。それは体験し得るありとあらゆる苦に耐え抜くことによって、高度な精神的境涯を獲得せんとしての意図からであったと思う。

当時のインドにはそうした風潮があったのか、釈尊以外にも苦行生活をする人たちがおり、志を得られぬままにこの世を去っていく人が多かったことが知られている。釈尊は六年にわたる苦行生活を体験された。それに終止符を打たれたときは所期の目的は果たせず、肋骨もあらわに痩せ衰えていた。かりにそのまま続行していれば、やがては生命活動が停止するわけである。そうした瀬戸際に気づかれたことは、それまで実行していた「断息」を変える発想の大転換であった。

それは「出息・入息」に心をこめる呼吸法であった。釈尊の実践された呼吸法は、中国語に訳されて安般守意《あんぱんしゅい》という。安般はインド語アーナーパーナ、つまり呼と吸の音訳であり、守意はサチの意訳である。つまり呼吸に心をこめるという意味であり、それはすぐれた意識呼吸であった。初期のころは出息・入息ともに全力投球されたと思うが、それを積み重ねていくうちに、出る息が次第に長くなっていくことを経験する。しかし、入る息というものは出息と異なり、心をこめる必要のないことに気づかれたのである。

『大安般守意経』の一節に「入る息は短く出る息は長く」とある。これは倒置するとよく意味がわかる。出る息に心をこめ長くすれば、入る息は労せずして同量の入息がはね返ってくることを知ったのである。釈尊の呼吸はまさにスプリング呼吸であった。天性の資質に恵まれたお方であるから、それをすばやく感得されたと思う。

さらにまた『大安般守意経』に記載されている「長い息は長い息と知り、短い息は短い息と知る」というのは、さりげない表現ではあるが、きわめて重要な意味が含まれている。

「短い息・長い息」と釈尊はいっているが、短息とは瞬間的に力強く出す息で呼気量が多く、長息は出る息が比較的長めで静かな呼気であって、やはり一回の呼気量が多い。つまり心をこめた呼吸というものは、長息・短息ともに一回の呼気量が多いのが特徴である。

さらに長短二息を実行し、それを仔細《しさい》に検討してみると、長息・短息ともにそこから湧き出る内容の豊富さに驚く。一例を挙げれば、短息は気力が湧き出る。これは、活力呼気といっても過言ではない。つまり人体の六十兆もの細胞のバイタリティを高めるもので、気力充実に役立つ。長息は長呼気であり、これは心を鎮《しず》め、安定させる。息を静かに長く出しつつ大自然の諸現象へ眼を向けるとき、観察の眼が次第に深まっていくものであり、釈尊はこれを大いに活用されたのであった。

さて釈尊は、苦行中の断息の多い呼吸から、全力をこめた呼吸に移行したわけだが、これはまさに発想の大転換であった。釈尊の場合は白幽仙人みたいなアドバイスをする人はなかった。ある朝、天の啓示を受けて、ということになる。現代の私たちでもよく熟睡したあと、目が覚めてスカッとしたとき、頭に閃《ひらめ》くものがあることを経験するであろう。釈尊の言葉を拝借すれば、天の啓示を受けて、ということになろう。

釈尊は、それまでは呼吸といえば息を止めることに努力していたが、その努力を今度は反対に、吐き過ぎるほどの呼吸に切り換えたのであった。出る息が次第に長くなるように努力した。もうそれだけでよいことに気がついたのである。つまり「無師独悟」の形をとっている。この長呼気丹田呼吸は、おそらく成道《じょうどう》の少し前から実行されていたと思う。そして肉体の生命活動を閉じるまで四十六年近く、これを継続されたことが推察できる。その間にすばらしい発想が泉のごとく大脳からわき出てきたのであった。華厳《けごん》・阿含《あごん》・方等《ほうどう》・般若《はんにゃ》・涅槃《ねはん》など数多くの仏典の、幅広くかつ膨大な発想の源泉は、長呼気丹田呼吸に由来していると思われる。

この長呼気丹田呼吸により、大自然の諸現象に対し広くかつ深い観察をされ、人間ばかりでなくあらゆる生命活動に役立つすべてのものに眼を向けられたと思う。そして敬虔な態度で行なう投地礼拝の動作は、長呼気丹田呼吸となっていったのであろう。

この長息が精神活動に貢献することはいうまでもないが、これに短息も併せ用いている。「長い息は長い息と知り、短い息は短い息と知る」という言葉の中に、長短二息を用いていることがわかる。

短息の重要さについて釈尊は、長息よりやや遅れて気がついたのであろう。出る息に心をこめた長短二息は、このペアーによってこそ、はじめて完全呼吸になったといえよう。

断息で為《な》すこともなく危くこの世を去ろうとした釈尊が、発想の転換によって丹田呼吸に変えていったことで、地球上のはかり知れない多くの人々に、これまたはかり知れない貢献をすることになったのである。

白隠の行き着いた〝ひさご腹丹田呼吸法〟

白隠の場合は、二十四歳のときの高田の英巌寺における悟達《ごだつ》の境地が本ものでなかったことを知り、飯山の正受老人の許《もと》で峻烈な修行をする。ここで悟境は正受老人の試験をパスするほどに進み、帰郷後、息道和尚の看病の傍ら悟後《ごご》の修行に全力を傾倒したが、その過労のため体調を崩してしまう。こうしたスランプ時にこそ修行が大事というわけで、猛《たけ》く精彩をつけるべく実行した呼吸が、実は努責《どせき》であった。これが心身に大きな障害となり、「心火逆上・肺金焦枯」という言葉で表現される状態となった。

これはあたかも現代でいえば、中高年の方々が自分の健康のために行なったランニングやジョギングで思わぬ事故を起こすのに似ている。

白隠が丹田呼吸法に気づかずに努責を実行した期間は、釈尊に較べるとはるかに短かったと思う。白隠は断息の弊害に気がつき、それを白幽仙人から伝授された「内観の秘法」「軟酥《なんそ》の法」に切り換えることによって健康を回復し、あわせて禅修行にもこれを役立たせている。

白隠にとっては、禅の修行すなわち呼吸法の修行であった。内観の秘法・軟酥の法などにより呼吸法を根本から改めた白隠は、みずから完成度の高い「ひさご腹丹田呼吸法」を身につけるようになったのであった。

「動中の工夫は静中の工夫にまさること百千億倍」とは、白隠のしばしば用いた言葉である。坐禅に対する動禅では、坐禅よりはるかに横隔膜が活動する。それだけ脳細胞への酸素配分も多かったことが推察されるのである。現代の私たちでも坐って考えているときより、何か仕事をしているときに閃《ひらめ》くものがあることを経験される方も多かろうと思う。まさに動中の工夫である。白隠は禅修行のために各地の禅寺を尋ねたが、遠くは四国の松山まで行った。おそらく生涯に歩かれた全行程は四千キロ以上であったと思う。

それがすべて、動きのある禅修行であったわけである。

霊斎「調和道」を確立

釈尊、白隠が実践した丹田呼吸法は、明治に入り、藤田霊斎師に受けつがれ、独創性がプラスされて「調和道」という形で一応の完成をみる。その調和道の根本理念を堅持して現在実践しているのが、私どもが主宰する「調和道協会」である。

以下、調和道道祖藤田霊斎師と丹田呼吸法のかかわりについて述べよう。

『夜船閑話』とのめぐりあい

私が藤田霊斎先生の教えを受けるようになったのは昭和十六年であった。道祖が九十年の生涯を傾け尽くした調和道の丹田呼吸は、現代医学の眼を通してみてまことにすぐれた呼吸法である。そのきっかけとなったのが『夜船閑話』で、そのことは師から直接うかがったことがある。「これは取りつきにくいがよい本だよ」と教えてくださった。良書はいつまでも心の糧になるという師の言葉は直言《まこと》であった。現在、調和道の丹田呼吸法の鉄則ともなっている上虚と下実、すなわちみずおちの下に括《くび》れをつくるのが上虚、そして下腹部がきりっと緊《しま》った形になるのが下実であり、別言すれば、上を軽くして下をどっしりと、ということになるが、こうした「上虚下実」は『夜船閑話』からヒントを得てつくられた言葉であった。

さて、藤田霊斎先生（一八六八―一九五七）と白隠（一六八五―一七六八）とのめぐりあいだが、時代にずれがあるので直接会われたわけではない。白隠がこの世を去られて奇《く》しくも百年目に道祖が誕生したのである。それは明治元年であった。したがってそのめぐりあいの契機は、白隠の『夜船閑話』ということになる。

師は少年時代に難症の眼の治療のため長年の服薬から胃腸を害し、治癒もかなわぬままに、青年時代に、すぐれた船岡学匠に師事し修行したが、酒豪であった師に随従していたことから、酒のために種々の症状が悪化してしまった。胸の疾患、高血圧、ノイローゼ等、心身両面の苦しみに万策尽きたという。折しも友人から送られた『夜船閑話』を研究するため、十数年にわたり山中生活をされ、それによって健康回復に正しい呼吸がいかに重要であるかを痛感された。そのときより正しい呼吸の研究と実践に心魂を傾けられる。その間、多くの先哲の呼吸法をもあわせ研究し、専心努力の結果、現在行なわれている調和道丹田呼吸の基礎が築かれた。師はこれを「息心調和法」と称し、その後「息腹心の調和法」と呼び、精修につとめ、さしもの難病も完全に克服されたのである。

「調和道」哲学の確立

明治四十一年に師の『心身強健の秘訣』が刊行され、その後も多数の著書が出版された。爾来師を訪れる人々も多くなり、その人たちの身心二病の治癒に調和道の呼吸法が驚くべき威力を発揮、師の提唱された調和法、つまり調和道丹田呼吸法が完全呼吸法として高く評価されるに至ったのである。

この呼吸法を基礎にして「調和道」哲学が確立された。

師は母校の哲学館（現東洋大学）において東洋哲学の講師をもされていた。そして後世に伝承されるであろうところの「調和の四法則」および「調和の四徳」を発表されたのである。

その四法則は「調理統一、調節守分、和適順応、和融互助」であり、私ども医学を学ぶものとして、これは医学においても根本原則であると心に深く焼きつけられた言葉となった。

これはすべての多細胞からなる生物に共通するものであり、さらに視界を広げれば、あらゆる集団生活にもこの四法則はあてはまる。

人々が健康であるときは、この四法則がそろっている。この四法則のうちどれが欠けても、故障のもとになる。そうした意味では国も社会も、また地球全体の大集団においても同様である。

すべて丹田呼吸を常に心がけることによって、この四法則が整備される。そこから「健康、剛勇、叡知、至誠」といった調和の四徳も発揮されるのである。

ところで、師が確立された調和道の呼吸の基礎となるものは、三原則、すなわち「短息、長息、緩息《かんそく》」である。釈尊の呼吸も長短二息が柱となっているが、緩息という言葉は見あたらない。調和道の呼吸にはさらに「持気《じき》」が道祖によって加えられている。これは持続腹圧のことである。釈尊の呼吸では微息がそれに相応する。

丹田呼吸は、元来は自然の呼吸である。釈尊も道祖もそう申しておられる。

科学技術文明の進んだ現在は、この自然の呼吸法がおろそかになっている。自然呼吸を分析すれば、活動時と休養時の呼吸が異なっていて、前者の場合は呼気性の丹田呼吸であり、つまり吐く息とともに横隔膜のよく活動する呼吸。これは手足の筋肉の活発な動きにより促進される。上下肢および体を惜しみなく使うことには、横隔膜を連動させるはたらきがある。そればかりではなく、上半身の前屈も同様である。その特色を生かしたのが調和道の丹田呼吸で、道祖は現代人に実行しやすい呼吸法を、これにより組み立てられたのである。ちなみに休養時の呼吸は、心臓と横隔膜の負担を軽くする安静呼吸（吸う方が主体）となっている。

それは静かに坐っているときでも、強力な横隔膜呼吸ができる方法へと展開していく。道祖の呼吸の研究と実践は長い道程ではあったが、それが現代の私たちに大きな救いになっている。

調和道の呼吸は、道祖時代から一貫して「呼主吸従の息法」を受けつぎ現在に至っており、今後もおそらく変わることはあるまいと思う。それは西欧的な深呼吸とは発想がまったくちがうし、釈尊および白隠の呼吸法を知るに及んで、人生に真に役立つのは、やはり呼主吸従の息法にあるという確信はゆるがないものとなった。釈尊・白隠、その他老子・荘子・葛洪・朱子・欧陽明などの先哲によってもこの呼主吸従の呼吸法が伝えられている。そしてともすれば上半身に力が入りやすいのを、すべて下半身に納め守るところの上虚下実の態勢は、この呼主吸従の息法とともに調和道の二大柱となっているのである。

第四章

正しい呼吸・よい呼吸

1　呼吸に心をこめる

気力は呼主吸従の呼吸から

人それぞれの能力を最大限に発揮できる正しい呼吸・よい呼吸とは、本来、自然の呼吸なのであるが、ご存知のとおりわれわれのふだんの呼吸は無意識に行なっており、無関心で、なおざりにしがちである。しかし、大地を耕し培《つちか》えば蒔《ま》いた種子が発芽し成長するように、ほどよく努力すればアッと驚くほどの花もひらくのである。呼吸も育て耕せば、無限の花がひらく。丹田呼吸を実践している人、また実践を希望している人は多いと思う。阻《はば》むものを意思と努力で払いのけながら。

では、正しい呼吸・よい呼吸の大原則は何か。それは、これまで繰り返し述べてきた「呼主吸従」の呼吸である。白隠禅師が実践され、さらには、調和道道祖藤田霊斎師も力強くそれを提唱されている。

霊斎先生の後を嗣《つ》いだ私は、百尺竿頭《ひゃくしゃくかんとう》さらに一歩進めた。呼気に主体をおく呼吸法を、私はバイオリズム呼吸と名づけている。それは、出る息には心をこめて努力するが、入る息には心を放つ。つまり努力と解放の生命リズムを活用している。このバイオリズム呼吸は、心にさわやかさと体には逞《たくま》しさを生ずる呼吸法である。最近は三呼一吸法を用いた呼主吸従《こしゅきゅうじゅう》呼吸が広まりつつある。呼主吸従のまたの名は呼陽吸陰《こようきゅういん》であり、この呼吸に心をこめれば、無限の花がひらくのだ。

姿勢は、出る息でみずおちのところを折り曲げると、息が出やすい。ときには、額は床に接近するほどがよい。このとき体内では肋骨（左右十二対《つい》）を引き下げ、横隔膜も引き下げるという動作が行なわれている。肋骨を引き下げて胸郭を縮小する筋肉も、横隔膜も、ともに骨格筋である。

そうした同じ目的に協力する骨格筋群は、体と心の両面に重要なはたらきをしている。

体のほうでは呼吸と血液循環にはたらきかけ、大量の呼気が出て、炭酸ガスが肺から体外へ排除される。同時に第一ホール(注)（頭蓋腔）および第三ホール（腹腔）の静脈血を、心臓に大量に送り返している。心の方は精神の集中力を高める。

そうした機能は知らぬ間にはたらいている。次いで姿勢を元に戻せば、その反動で大量の吸気が誘発され、同時に、血液内に多くの酸素が取り込まれる。その動脈血が第一・第三ホールに送られる。これは同時に圧縮した胸腹両腔がスプリング式に同時に拡大するからである。出る息に心をこめて上半身を折り曲げるという動作とその開放とが、呼吸と循環に重要なはたらきをしていることがわかる。

仏教に「五体投地《ごたいとうち》」の礼拝《らいはい》というのがある。両肘《ひじ》・両膝《ひざ》・頭を地につけ、心身ともにすべてを投げ出して仏に帰依《きえ》し、恭敬《くぎょう》礼拝する姿であるが、これが実は、大自然と自己とが一体となるすばらしい丹田呼吸になっているのである。この投地礼拝を坐して行なうときは、上半身を下半身の上に折り重ねるほどに前傾する。そのとき、胸腹両腔が同時圧縮して肺から大量の炭酸ガスを捨て去り、その反動で、次の瞬間に大量の酸素が血液内へ流れ込むのである。

考えてみると、心をこめた礼拝動作が生体の運営を活発ならしめている。五体投地の礼拝を多くするほど、心身を清浄にし、健全化に役立っていることが理解できよう。

（注）**第一・第二・第三ホール**　これは、私が丹田呼吸の解説の上で名づけたものである。第一ホールとは頭蓋腔、第二ホールが胸腔、第三ホールは腹腔のことで、これらは体腔の圧変動学（これは今後の医学上、重要な地位を占めることになるであろう）の上から密接な関係がある。
一例を挙げれば、努責《どせき》とは第二ホールの強い陽圧のことで、これが第一ホールの圧上昇となる。また、第三ホールの圧を高めて行なうのが丹田呼吸で、これは停滞しがちな腹腔内静脈血を第二ホールに搾《しぼ》り上げることになる。もっともすぐれた面を挙げれば、胸腔の圧縮による長呼気が結果的には酸素を大量に脳細胞へ送り込み、冴えた精神活動となる。

気を錬る・精を養う

葛洪《かっこう》の著書『抱朴子《ほうぼくし》』の中に、「人は気中にあり、気は人中にあり」という一節がある。「気」とは何か。気の上に大をおけば大気《たいき》となり、これは地球の表面を遍《あまね》く蔽《おお》う空気の層である。人は、大気とともに生きている。また、気の下に流の一字を配すれば気流である。それが大ならば大気の流れとなる。風は流動する気である。

人間の肺はすぐれたガス交換装置であり、そこへ大気が導入される。これを「吸気」または「入息」という。中国的な表現によれば「外風を引いて内に入れる」という。また肺の中の気を外へ向かって出すのを「内風を出す」という。つまり「呼気」または「出息」である。

このように大気にはそれ自体の流動性があり、かつ人間の努力によって大気の出し入れが行なわれるわけである。通常は呼吸といえば、その大半が無意識のうちに行なわれているので、努力などしているようには感じない。したがって、肺が自然に大気の出し入れをしていると思っている人があるかもしれない。

しかし、肺自体には空気を出し入れする能力はなく、呼吸筋と名づける一連の骨格筋のはたらきに頼っている。つまり胸郭を拡げる筋群が活動すれば吸気となり、それが弛《ゆる》めば呼気となる。しかしこのほかに、とくに胸郭を縮小するための筋群のあることを忘れてはならない。活動時にはむしろこの方が主となってはたらいているのである。

また第二ホール（胸腔）と第三ホール（腹腔）を隔てている横隔膜は、重要な呼吸筋であるとともに、血液循環にも重要な仕事をしていることはいうまでもない。

胸郭拡大筋群・同縮小筋群は肺の換気と同時に血液循環にも関与している。胸腔が拡がれば胸腔は減圧し、それが吸引ポンプとなり、肺には空気を、心臓には静脈血を導入する。また、腹の周囲を取りまく腹筋群も血液循環に一役を果たしている。

さて、「気を錬る」とはどのようにすることかといえば、具体的には次の二段階がある。

(1) 深く吸い入れた息が下腹部まで入ってゆくような感じがするのは、第三ホール、つまり腹腔の内圧の上昇による。これは吸気性の丹田呼吸である。

(2) 充分吸い込んだ息を出すとき、下腹部の力を保持したままで息を出す。これは呼気による腹腔内圧の上昇であるから、呼気性丹田呼吸である。これは活動時の重要な呼吸法となっている。

これを別の面から考えてみよう。

「気を錬《ね》る」の気を、息と置き換えてみる。すると、息を鍛錬することになる。それは延髄《えんずい》で行なわれている無意識呼吸ではなく、息を吐き捨てるのには大脳を使い、入る息では大脳を解放する、つまり呼吸筋の努力と開放のバイオリズム呼吸である。

呼吸の鍛錬ということになると、この呼吸の真価があらわれる。

古来東洋では呼気性丹田呼吸が行なわれてきた。考えてみれば私たちの活動時の呼吸は、その大半が呼気性の丹田呼吸となっている。あらゆるスポーツ、一連の武道はいうまでもなく、さらには上下肢筋群のはたらく勤労のときも、みなそうである。

その呼気性丹田呼吸が随時随処でさりげなくできるように鍛錬するのが「息を錬る」ことであり、「気を錬る」の同義語である。そのもっとも洗練されたのが、白隠の「ひさご腹丹田呼吸」であると思われる。

そこで気を錬るとは、呼気性丹田呼吸に上達することと解すればよいだろう。そこから、心身いずれにもすぐれたはたらきがあらわれることになる。

次に、「精を養う」の言葉についてであるが、これも『夜船閑話』の冒頭に、「気を錬り」の次につづいて出てくる。「精」には精神・精髄・精鋭など多数の熟語があり、すぐれた、えりぬかれた、という意味が多分に含まれている。そうした見方をすれば、話は脱線するが、精米などは玄米から糠《ぬか》の部分を除いてしまうのだから、栄養学的にみれば重要な部分を除いてしまうのであって、精米の本来の意味から逸脱している。せっかくあるビタミン・蛋白質・脂肪その他を取り去ってしまうからだ。

ともあれ「精を養う」とは、体内のすぐれたもの、すぐれたはたらきなどを養い育ててゆくということ。これは体だけでなく心についても同じことで、心身の健全な生活には必要不可欠なことである。

気を錬り、精を養いゆけば、種々の病気を未然にふせぐこともできる。さらに熱心に取り組んでゆけば、ガンの予防にも役立つ。その手段は呼気性丹田呼吸を積み重ねていくことである。こうした言葉はさらりと読み過ごさないで、大いに引っかかっていただきたい。この「精を養う」ことと「気を錬る」ことの二点を実行に移せば、はかり知れない福がもたらされるのである。

一転語と一転息

禅の宗門には一転語というのがある。これは一言によって能《よ》く心機を一転せしめる語であり、一言の下《もと》に大悟せしむるたぐいの語を指す。

それに対し、一転息というのは、調和道丹田呼吸の教えを受けたことから、私の頭に浮かんだ語である。たとえば不安・心配・恐れ等で心を占領されている人の多くは、浅く弱く力の入らぬ呼吸をしている。あるいは、たえず精神緊張の状態がつづいて心にゆとりのない人は、しばしば息を止めたり、胸に重苦しさを感じる。そうした好ましくない呼吸を全部投げ捨て、白隠の「ひさご腹丹田呼吸」に切り換えるのである。これを日常の呼吸にすると心機は一転し、あらゆる病気から解放される。

従来の好ましくない呼吸から一転して、よい呼吸・正しい呼吸に専念することにより、心の束縛が消え、明るい人生が展開する。よい呼吸・正しい呼吸とは、ひさご腹を忘れぬ丹田呼吸である。こうした呼吸の転換をはかることを「一転息」と名づけた。

転法輪と転息輪

大自然界の法（真理）に開眼《かいげん》された釈尊は、多くの人々に真の生き方について説きつづけられたお方であった。それは三十五歳から八十歳でこの世を去るまで四十六年間にわたりつづけられた。その生涯をかけて「法の輪」を転じつづけたのである。法の輪を転じる、つまり「転《てん》法輪《ぼうりん》」であった。

ある朝、私はふと転法輪という言葉を思い浮かべ、同時に「転息輪《てんそくりん》」という言葉をイメージした。この場合の「息」は、正しい息、よい息を意味している。釈尊のアーナーパーナ・サチ、白隠のひさご腹丹田呼吸の息である。正しい息・よい息の輪を、終生、転がしつづける、の意味だ。正しい息の輪を、たえず転じてゆく。

一見何でもないようではあるが、最初のうちこれはたいへんな意志と努力がいるな、と思った。一日に六万遍の念仏をとなえたという法然《ほうねん》上人、親鸞《しんらん》聖人は、まさに転息輪の大実践者であったと思う。たまに思い出して丹田呼吸をするくらいでは、とてもその足もとにも及ばないと自戒している。

最近、私は「三呼一吸のワンセット法」(一六三ページ参照)をみずからも実行し、人にもおすすめしている。三呼一吸のワンセット法は五分とかからない。その間に横隔膜は百八十回活動し、血液の流れは活発となり、体全体が暖かくなる。このような簡単なセルフコントロールは、随時随処で可能である。無言でやれば人にも迷惑がかからない。

こうした手の届くところにすばらしい丹田呼吸が転がっていることに気づいていただきたい。この三呼一吸のワンセット法は、多忙な人でも実行できる。慣れたならば、それが輪を転がすようにさりげなくできるよう努力することだ。

釈尊がインドのクシナガラにおいて、この世における生命活動がやがて終わろうとしたとき、二十五年間も側近として仕《つか》えたアーナンダが、「師なき後の私たちは何を頼りとして生きてゆけばよいのでしょうか」と教えを乞うたのに対し、釈尊は「法を頼りとし、そしてまたおのれを頼りにしなさい」といわれた。つまり、「よく調えしおのれ」こそ、まことのよりどころであると諭《さと》されたのであった。

よく調《ととの》えた自己、とは何であろうか。それは正しい丹田呼吸をたえず転《ころが》しゆくことによって、はじめて自己が調えられるのだ、ということを言外に諭《さと》されたものと解する。

三呼一吸のワンセット法などは、現代人にもっとも実行しやすい。それをどのようにすればよいかを、たえず怠らずに自分なりに工夫し、実行することが、自己を調える近道ではなかろうか。

隻手の声と丹田呼吸

「隻手《せきしゅ》の声」とは、片手の声という意味である。白隠禅師の発想による公案《こうあん》である。拍手（または柏手）と書いて、はくしゅ、またはかしわでと読む。ともに、左右の手を打ち合わせる瞬間に音が生じる。しかし、隻手の声とは、打ち合わせない片手のみの声である。さて、何であろうか。

公案には、次のようなものもある。

「人、橋上を過ぐ、橋は流れて水は流れず」

一般常識で考えたのでは解答は出ない。それが公案である。

看話《かんな》禅といわれる臨済宗では、修行僧はお師家《しけ》さんから公案という難題を与えられる。修行僧は大いに迷う。迷うのは公案ばかりでなく、日常生活から起こる「疑団」も同様である。それを乗り超えるのが禅の修行なのだ。

「人、橋上を過ぐ、橋は流れて水は流れず」には、それではどんな難関が潜んでいるのか。

人間が河川に架《か》けた橋は、昔は木の橋が多かった。長い目で見れば、いつかは朽ち、大水が出れば流されもする。しかし川の水そのものはたえず、川上《かわかみ》から川下《かわしも》に流れるのが、自然の現象である。川に水がある限り水の流れはきわめて自然であって、流れ尽くしてしまうことはない(流れの現象は永久に不変)。それを「流れず」と表現して、初心の修行者の意表をつくのである。

どのようなひっかけがあろうとも、頭を整理してかかればいずれ氷解する。それには心をこめて息を静かに長く出す呼吸(長呼気丹田呼吸)が体と心を清め、心の落ちつきに役立つのだ。心身清浄《しんしんしょうじょう》のことは『大安般守意経《だいあんぱんしゅいきょう》』にも記載されている。この長呼気丹田呼吸を積み重ねていくうちに、また多くの人生経験によって難解・難透の公案も次々と解けていくわけである。要するに長呼気丹田呼吸を日常生活の中へはめ込んでしまうことによって、物ごとの見方が深められていくのである。

脳細胞は、ぜいたくと思われるほど大量の酸素を必要としている。そうした脳細胞の要求を充たしてくれるのが、長呼気丹田呼吸である。それにより脳細胞の機能を一段と高めることができる。そうした理由から、坐禅には長呼気丹田呼吸が望ましいわけである。白隠も坐禅時にはこれを大いに活用された。釈尊は長呼気丹田呼吸を「長い息」(長息)と呼んでおり、成道《じょうどう》される少し前から八十歳で肉体生命を閉じるまで、四十六年間にわたりこの長息を愛用された。

白隠も五十数年間にわたり、終生これを活用されたのであった。この長息により釈尊・白隠ともに、すぐれた発想がたえず堰《せき》を切った水のごとく、その大脳から流れ出たと考えられる。「隻手の声」という自作の公案も、さりげなく長息から発想されたものであろう。

さて、そこで、拍手は両手を打ち合わせて音を発することであるが、片手（隻手）の声となると、とんと見当がつかなくなってしまう。さらに、「声」という言葉にひっかかってしまい、二進《にっち》も三進《さっち》も、身動き、心動きができなくなる。

では、結局、どういう意味なのか。

手は拍手ばかりが能ではない。隻手の演ずる多様性も展開する。名画、名筆といわれる絵も書も、すべて隻手の声とも受けとれる。いわゆる声なき声、神わざに近い名作を前にすれば、思わず見られる書画より見る本人のほうがウーンと唸《うな》ってしまう。

それらはほとんど隻手によって書かれる。洗練された隻手の種々の展開の本《もと》を尋ねれば、大脳のはたらきである。

隻手の声を、隻手の威力と置き換えてみても、興味尽きないものがあろう。仏道をきわめた人には、またそれなりの発想があるわけだ。大自然の心を心とし、隻手を媒体として大自然の心を表現することも可能となろう。

踵の息・足心の息

「真人の息は踵《くびす》を以てし、衆人の息は喉《のど》を以てす」

これは中国の思想家、荘子の呼吸法に関する名言である。踵の呼吸とは、いったいどのようなものであろうか。読者とともに考えてみたい。すでに『夜船閑話』に出てきたものである。呼吸の玄関口を鼻、口とすると、踵はあまりにも遠く離れ過ぎているし、そこまで実際に連結する道があるわけではない。ましてや呼吸組織などあろうはずがない。呼吸は肺で行なわれることは、現今、小学生でも知っている。

さてまた、踵の呼吸の親戚みたいな「足心、つまり土踏まずの呼吸」というのがある。釈尊のとなえた「心を足心に集中する呼吸」のことだ。

これは、つまり、踵《かかと》や足の裏で呼吸するような気持で息をせよ、ということである。仮定呼吸《サポジションブレス》とでも名づけられよう。

そうした仮定で呼吸をしてみる。踵も土踏まずも、どちらも鼻や口から離れているのだから仮定とはいえ、出す息も入る息もかなりの努力を必要とする。踵から息を吐き出しては吸い込もうとするだけでもたいへんであるし、とても馬鹿げていて数多くできるものではない。

ところが、出すほうの息は、上半身を前傾しながらだと、練習次第でかなり力強い呼気が出るようになる。実は、これが立派な踵の息であり、丹田呼吸法なのである。道を歩くときには、踵から息を放出している気持で吐息すればよい。釈尊のいう「足心の呼吸」は、この場合、土踏まずから息を出す、という想定である。

そこで、雑念を捨て、実際に実行してみると、ふしぎなことにかなり力強い息が出るようになる。それを効果的にやるには、上半身を前にくの字に曲げながらすると息が出やすい。これが白隠のやられたのと同じパターンの呼吸であることがわかる。

釈尊はしばしば弟子に向かって、「よきことには急ぎおもむくべし」といっている。真理が含まれているものなら、たとえ三歳の幼児のいうことでも耳を傾けよ、真理から遠ざかっているものならば、どのような立派な人の言でもそれは価値はないと思え、といわれた。

このたわいない足心呼吸で、諸々の病気が治るというのである。体の故障で困却している方は、早速実行してみるとよい。人により個人差があるので、工夫しながら試みられるとよい。健康法というものは何も遠くに求めるには及ばないことがわかる。文字どおり、わが足元にある。

この仮定呼吸を大まじめになってやるわけだが、それにも工夫がいる。踵なり足心なりに、マジックインキで○印をつけ、そこを息の出入口と仮定して実行する。坐ってやる場合、やはり上半身を前に向かってくの字形に倒しては息を出す。そしてまた、姿勢を元へ戻すと、そのとき自然に息が入ってくる。これを百回ほどする。そのとき出す息では、次のような工夫をすると面白い。それは捨ててしまいたい体と心の不要物を、いっさい足の裏から吐き出す気持で行なうことである。出る息は努力するが、次に上半身を起こせば自然に大気が肺に入ってくる。まさにスプリング呼吸であり、バイオリズム呼吸でもある。これを百回もすると、少しは疲れもするが、それにより体内が暖かくなり、気分もさわやかになるのである。これは体験者の感想である。

実際にアクションを起こしてみるとかんたんなことなので、荘子や白隠と一体になったつもりで実践してみることだ。努力すれば必ず効果があらわれることは間違いない。

この踵の息、足心の息が、医学的にすぐれた呼吸法であることは、腹圧計を用いるとすぐに判明する。心をこめ足心から息を放出することによってメーターの指針が百ミリ以上、努力次第では二百ミリ以上にも達するのだ。これは、この呼吸が腹圧を高め、血液循環をスムーズにしている証拠である。仮定呼吸というと馬鹿げていると思われるかもしれないが、その威力は想像以上のものがある。

屋上屋を架すようだが、付記すると、踵の息、足心の息とともに、白隠のひさご腹丹田呼吸そのものであることがおわかりいただけると思う。

2 「内観の秘法」と「軟酥の法」

内観の秘法

白隠禅師の呼吸に関する大失敗は、「息を深く吸い込んで胸に力を入れて息を止める」という「努責《どせき》」を、実はすばらしい呼吸だと思って真剣に実行したことであった、と先に述べた。

それにより心身ともに深い痛手《いたで》を受け、その痛手を跳ね返すために行なったのが「内観《ないかん》の秘法」であり、そしてまた、「軟酥《なんそ》の法」であった。

すでに述べたように、内観の四則は次のようなものである。

(1) 我此《わがこ》の気海丹田、腰脚足心、総《そう》に是我が本来の面目
(2) 我此の気海丹田、腰脚足心、総に是我が本分の家郷
(3) 我此の気海丹田、腰脚足心、総に是我が唯心の浄土
(4) 我此の気海丹田、腰脚足心、総に是我が己身の弥陀

その後につづく、

(1) 面目何の鼻孔かある
(2) 家郷何の消息かある
(3) 浄土何の荘厳《しょうごん》かある
(4) 弥陀何の法をか説く

は前文の修飾であって、無くてもさしつかえない。

というのは、それ以前までは呼吸する場合、下腹部に心をこめよということで、気海と丹田だけが取り上げられていたのだが、白隠禅師がさらに「腰脚足心」の四文字を加えたからである。その意味は、下腹部のみでなく脚《あし》・腰《こし》から足心、つまり土踏まずにまで心をこめて息をせよ、というわけである。それに関連する文章がやはり『夜船閑話』に出ている。「仏の言《のたま》はく、心を足心にをさめて、能《よ》く百一の病を治す」とある。次項の軟酥の法もそうであるが、両呼吸の特徴は足の裏にまで心を集中することなのだ。

内観の四則を繰り返し心に念じつつ行なう呼吸もまた、出る息に心がこめられている。そのとき出る息は、知らぬ間に長呼気丹田呼吸になっているはずである。

内観の四則を長呼気で行なってみると体験的にわかるのであるが、心は落ちつき、心も内観の四則そのものになっていく。つまり「わが気海丹田、腰脚足心にこそ、真の自己が宿っているのだ。同様にこの下半身こそなつかしい人間の故郷であり、また汚れなき仏・菩薩の住家である。それどころか、この気海丹田、腰脚足心そのものが心の上での浄土であり、また阿弥陀仏である」というわけである。そうした観想を凝らしつつ、内観の四則を用いた長呼気丹田呼吸をするのである。こうした想念を凝らしつつ出る息を長くしていくと、そこには息を止めるということは少しもなく、頭から胸にかけてさわやかさがいっぱいになる。

さらにもう一つ大きなメリットは、その直後に深い吸気が誘発されることだ。当然のことながら大量の酸素が血液の中に飛び込んでくる。この豊富な酸素を含んだ動脈血が体の隅々の細胞に行きわたり、血糖を用いてエネルギー産生が行なわれるとき、丹田を初めとし全身の六十兆に及ぶ細胞の生命活動がフルに発揮されるのである。

この体内の代謝《たいしゃ》作用を、医学的見地から、もうすこし詳しく説明しよう。

長呼気丹田呼吸で大量の炭酸ガスをたえず吐き捨てることによって、その直後には大量の酸素が労せずして肺内へ導入される。導入された酸素はきわめて効率よく血液内に取り込まれる。それはオキシヘモグロビンとなって、心臓から全身の体細胞へ送り込まれるのだ。

豊富な酸素を抱く動脈血が体細胞に到達する度に、オキシヘモグロビンは酸素を遊離しては体細胞にそれを放出する。そのとき細胞内の、ミトコンドリアでは、動脈血内のブドウ糖（血糖）を分解してエネルギーを産生するのであるが、血中の酸素量が多いほど、大量のエネルギーが発生する。これらのことは最近の学説で判明している。

内観法を用いた丹田呼吸では、ＡＴＰ（アデノシン三燐酸）という高エネルギー物質が大量に体内に蓄えられる。それが一つの燐酸を放ち、アデノシン二燐酸となるとき、高エネルギーが生ずるのである。こうした内観丹田呼吸によって全身の体細胞の生命活動は強化され、それが気力充実につながり、逞《たくま》しさとなって具現される。

丹田呼吸はまた、外部から侵入する病原微生物を素早く処理する白血球や大食細胞のバイタリティをも高めるのに役立つし、そしてガン細胞をやっつけるリンパ球の産生を旺盛にする。もちろんこれには、バランスのとれた正しい食生活が必要であることはいうまでもない。

このようにして内容の充実した動脈血が全身に配分されると、全身細胞の調整・整備がたえず行なわれ、諸症の治癒快復に役立つわけである。そしてまた、多くの疾病を未然にふせぐことも可能となる（釈尊に「無形を制す」という言葉があり、同義語）。

また、心理学的には、以上の内観法の反復によって真の自己を発見し、自己の内面にあるすぐれた能力が顕現するのだという確信が湧き出るのである。

「調息内観の図解」について

調和道の祖、藤田霊斎師は少年期から青年時代にかけて難治の疾病に悩まされ、多くの医療を受けたが治癒せず、一時は死を覚悟されたこともあったと伝えられる。たまたま友人から『夜船閑話』を贈られ、それがきっかけとなって、呼吸法を徹底的に研究された。

そして、師はその後に、実は図解のある『夜船閑話』を入手されたのであった。

その中に記載されている内観の四則について、師は次のように記されている。

「余はその内観四則を調息内観と命名す。而して其の調息なるものは夜船閑話の別本に、左の如き図解あるのみにて其の方法の如何なるものかを知るに由なく、余は之を了得せんがために、実に非常なる努力と苦心とを払ひ漸く其の大綱を知ることを得たり」（『調和法身心健康伝精義の講義要項』＝昭和五年＝より）

「調息内観の図解」についての詳細は、残念ながら不明である。実は現在（一九八五年）、調和道の副会長をして頂いている佐藤道平先生（明治三十一年生まれ）は、道祖を援《たす》け五十数年にわたり側近におられた方で今も壮者を凌ぐお元気であるが、この調息内観の詳細については不明とのことである。

そのため、強いて、私の推測を述べさせて頂くことにする。

図解によれば、その上部に「短息ヲ以テ胸中ヲ清浄ニス」とあり、それを〇〇〇〇〇〇であらわし、これにつづいて左右にジグザグの直線が十一本記されており「段々短息ニ降リ元ニ返復ス」と註があり、〇〇〇〇〇〇〇で終わっている。これはやはり短息である。この「短息」とは、釈尊の呼吸「アーナーパーナ・サチ」でいう「長短二息あり」の短息とすれば、これは実は瞬間的な大量の呼気のことである。言葉を換えれば、瞬間的に力強く息を出す呼吸法である。

これをまず七回ほど繰り返す。それにつづいてジグザグコースは長息、つまり出る息を長くする呼吸法で、最初はきわめて長い呼気であるが、図中の数字の八から一に移行するに従い短息へと移行している。

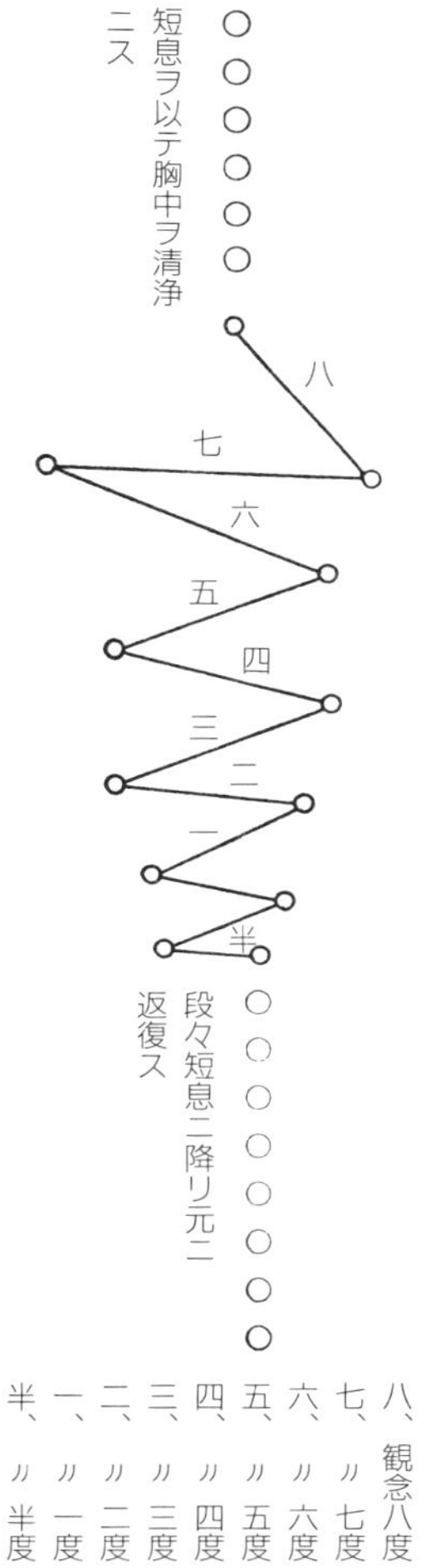

図1　調息内観の図解

調和道の長呼気丹田呼吸は、初級では呼気が十五、六秒ほど、中級ではさらに二十七、八秒、上級では三十秒以上の長呼気を練習して頂いている。

『夜船閑話』の内観四則は、この調息内観により三十秒から四十秒もの長呼気からはじまり、「我此の気海丹田、腰脚足心、総に是我が本来の面目」から、「総に是我が己身の弥陀」に至る四則をとなえるか、または想念しつつ繰り返すわけであるが、数字に従えば第一回の長呼気では八回、それを次第に減らしていき、ふたたび短息に移行することになる。

この長呼気では吐きに吐き抜くという徹底した長呼気をするので、大量の炭酸ガスを体外へ排除し、その反動で大量の酸素が血液内に取り込まれることになる。つまり酸素いっぱいの生活となる。それにより気分が爽快となり、脳細胞の活動はフルに発揮することができる。同時に、他の体細胞の生命活動もバイタリティが高められるわけである。

白隠禅師の活力禅の源泉は、このあたりから湧き出したのではなかろうか。

軟酥の法

これも「内観の秘法」と同じく長呼気丹田呼吸が行なわれるのであるが、「軟酥《なんそ》の法」では、滋養豊富な軟酥、つまり軟らかな酥の鴨卵《おうらん》大のものを頭上に置いたという想念を用いて長呼気丹田呼吸を行なう。

この軟酥が次第に溶けて脳細胞全体を潤《うるお》し、さらに頭部から胸部、腹部へ移り、その栄養を心臓・肺・胃腸・肝・腎・脾その他すべての内臓はじめ手足の筋肉にまで与えつつ足心に至って終わる、という想念を凝らしながら長呼気丹田呼吸をするという方法である。内臓、筋肉、骨にまで栄養が行きわたるといった強い想念を持続させるのである。

こうした想念を凝らしつつ息を長く出していると、内観の秘法と同様に心が落ちつき、種々の疾患が吹き飛んでしまうのである。すべて長呼気丹田呼吸は心を平静に保ち、それにより副腎における皮質・髄質両方の緊急ホルモンの無駄な分泌を抑えるという特殊なはたらきがある。

その反対に、たえず精神緊張を強いられたり、怒りの連続では、副腎の髄質からアドレナリンやノルアドレナリンが過剰に分泌される。これは血糖値を上昇するばかりか、動脈を収縮させるので血圧が上がる。この血圧および血糖値の異常上昇がつづくことは生体にとり危険でさえある。

そうした場合にも長呼気丹田呼吸をたえず実行していると、リラクセーションにより余計なホルモンの分泌が抑制されて、血圧も血糖値も正常となる。

長呼気丹田呼吸で血圧が下がるのはそうした理由からである。それを常に繰り返してゆくうちに、現代人を悩ましている諸疾患を未然にふせぐことも可能となるわけである。軟酥の法ばかりでなく、長呼気丹田呼吸をつとめて日常生活の中で実行しつづけることは、徳行を積むことになるし、仙人のようなすばらしい生活も可能で、「何《いず》れの仙か成《じょう》ぜざる」となり、自分の進むべき道も成就する。その効果のあらわれ方の遅速は、修行者が積極的に努力するか否かによるとは、白隠の言葉である。

ちなみにドイツの「シュルツの自律訓練法」も、これらの内観法、軟酥の妙術と同様に、想念を用いた丹田呼吸であることをつけ加えたい。

3 ひさご腹丹田呼吸の実際

みずおち落とした〝ひさご腹〟

呼吸と姿勢は、切っても切れない関係にある。呼吸に神経を集中させても、姿勢がいい加減では、どんなにすばらしい呼吸法も効能は激減してしまう。

「上虚下実《じょうきょかじつ》」のひさご腹丹田呼吸についてはすでに何度も述べてきたが、ここでもう一度その基本姿勢について記しておこう。「上虚下実」とは、上部は軽く、下部はどっしりということ。つまり腹部を上下に分け、上部を軽く虚にし、下腹を充実させることが、身心ともに健康生活を営む上に基本的に大切なことである。

そしてみずおちを落とし、呼気とともに下腹に強力な腹圧をかける（ただし決して息を止めない）。このとき下腹は、きりっとしまった「ひさご腹」になっている。試みに握り拳《こぶし》で下腹部を強く叩けば、手がはね返るほどの腹圧がかかっているのである。

みずおちを落とすとは、つまりみずおち下を軸として内方に深い括《くび》れ（四、五センチ）をつ

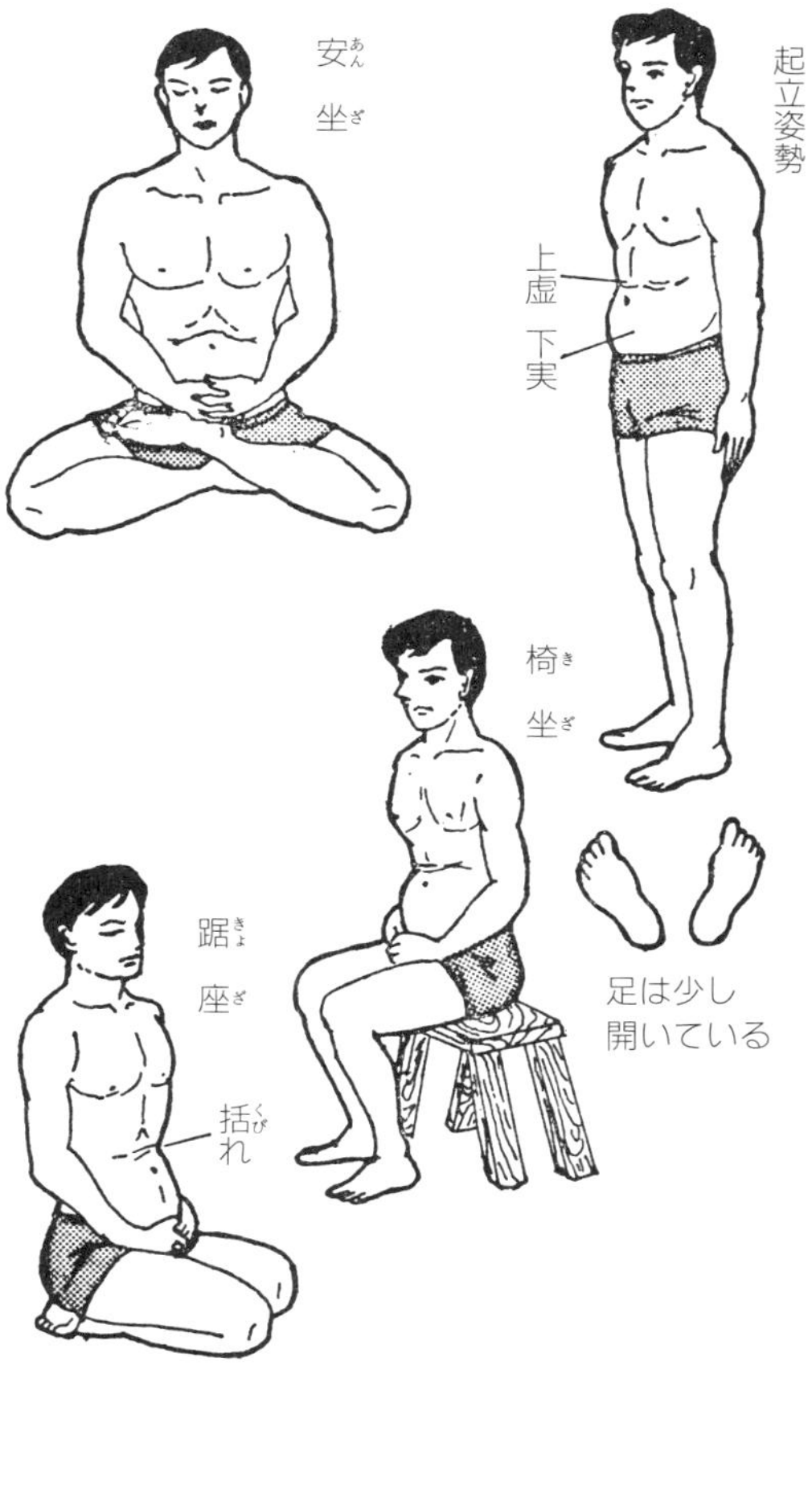

図２　上虚下実の完全姿勢（調和道による）

くることである。上達すると拇指《おやゆび》の第二関節まで、この括れに隠れてしまうほどになる。前ページの四つの図（図2）の中でもっとも腹圧が強くかかるのは、坐るか椅子に腰かけた状態から上半身を前傾するときであって、その前傾度が多いほど強力である。起立の姿勢のみでは強力な腹圧はかかりにくい。やはり前傾動作、または手足の筋肉を惜しみなく使うことにより、横隔膜が連動し収縮する。それが腹圧を高めることになる。

このみずおちを落とした上虚下実の姿勢は、坐ったり立ったりしているときばかりではない。走る、歩く、また木刀振りやボート漕《こ》ぎのときにも、実はこの姿勢（と呼吸）になっているのである。何も難しいものではない。自然の生活の中ではごく自然に行なわれているものである。ところが現代人は自然の生活から離れるに従い、この本来の呼吸から次第に遠ざかってゆく。ときには心をゆったり持ち、吐く息に心をこめて自然本来の呼吸をしたいものだ。

横隔膜はダブルプレーの名演技者

横隔膜は、どちらかといったら、すこし怠け者のような観がある。私は意識して自分の横隔膜とつきあうようになってから約四十年になるが、体が怠けていると横隔膜もそれ相応の怠けたつきあい方しかしない。どうも、そう思えて仕方がない。

われわれが何もせずにぼんやりしていると、たちまちその癖が出る。安静時や休養時の腹圧

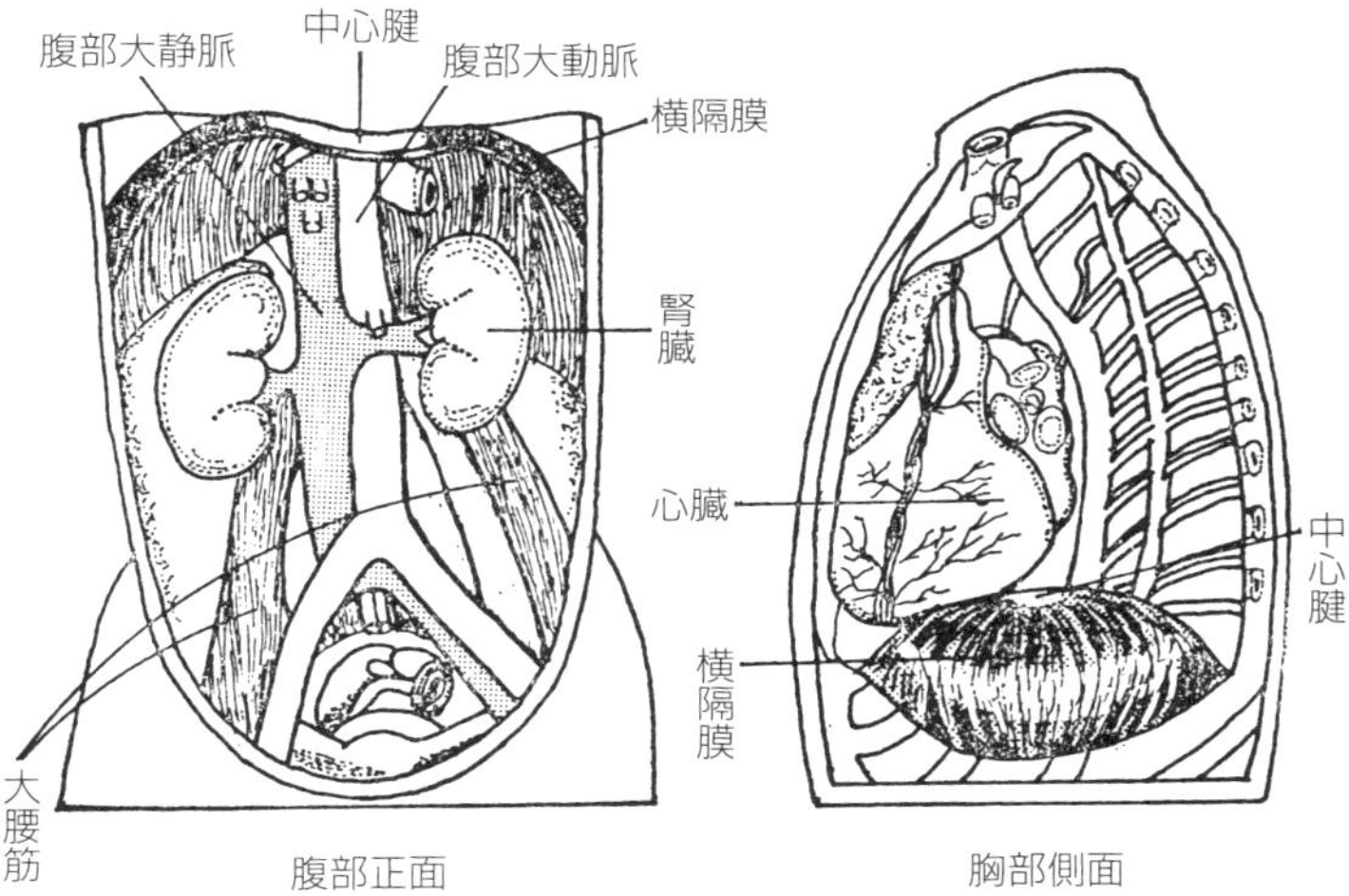

図3　横隔膜

を測ってみると腹圧計で十ミリから二、三十ミリ（水銀柱）程度である。それが、ボート漕ぎや木刀の素振りなどして、心をこめて吐息すると、すぐに水銀柱は百ミリから二百ミリ以上に達する。それゆえ体の筋肉は惜しみなく使うことである。こちらがはたらけば、あちらもはたらくというように横隔膜は常に連動性を発揮するのである。

そうした性質の横隔膜は丹田呼吸法の花形役者であり、ダブルプレーの名演技者でもある。そして呼吸と血液循環の両方に貢献する重要な骨格筋なのだ。そのプロフィルを見てみよう。

横隔膜は、骨格筋の中でも他に類を見ない独特な形状と構造と機能を有している。

横隔膜は胸腔と腹腔を隔てる骨格筋の集

団で、その形は落下傘に似ている。そして落下傘の紐《ひも》にも似た役割をしているのが腸腰筋《ちょうようきん》で、背骨の左右両側にある。これは大腰筋・小腰筋・腸骨の総称で、左右あわせて六本あり、強大な筋肉である。

　坐っているとき、この腸腰筋が収縮すると上半身は前に傾く。この〝紐〟の収縮力が、落下傘を強力に引き下げるので強い腹圧がかかる。そして胸郭を縮小するところの肋骨引下げ筋群と腹筋群との都合四筋群が協力してはたらくと、これがすばらしい呼気性の丹田呼吸となる。これは、心をこめて息を吐きながら上半身を前傾するときである。

　このとき腹腔ではうっ血しがちな静脈血を心臓に大量に搾《しぼ》り上げ、同時に胸腔では一回の呼気量が多いので、搾り上げられた静脈血中の炭酸ガスが肺から大量に体外へ排除されるという

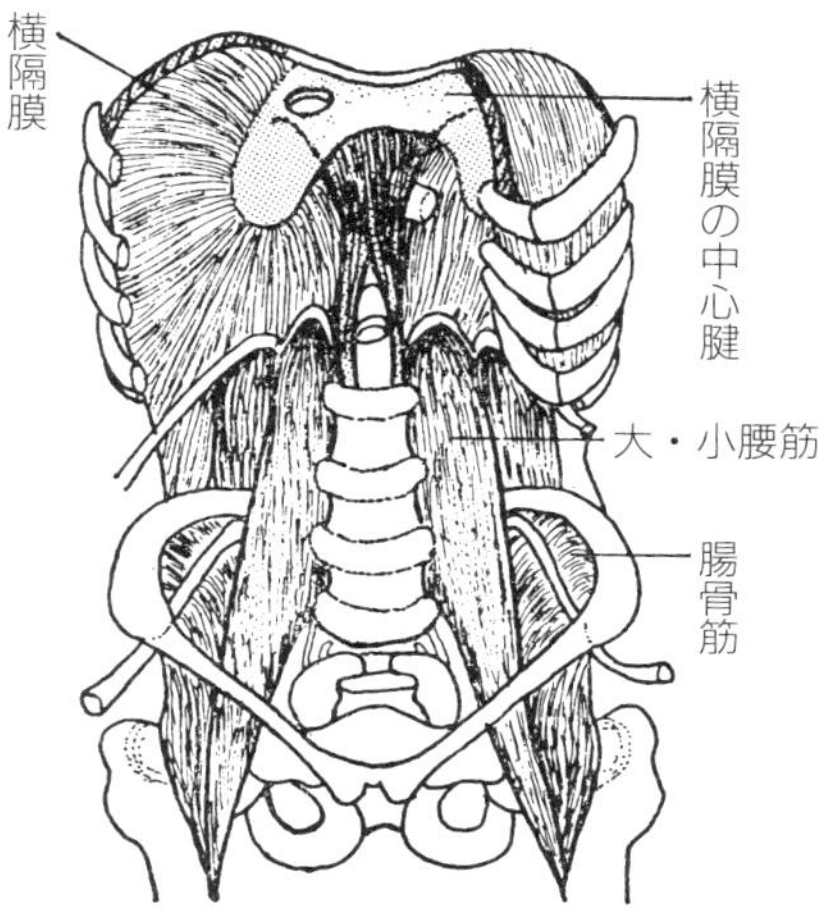

腸腰筋は歩行筋であり、上体を曲げる筋肉である。上体を曲げると、胸腔では炭酸ガスの排除に役立ち、腹腔では静脈血を心臓へ搾《しぼ》り上げるはたらきをする。そのとき、横隔膜は下に向かって圧縮するという三つの重要なはたらきをする。

図４　横隔膜と腸腰筋

ダブルプレーである。このとき、さらによいことは、腹腔神経叢《そう》および一連の腹腔内の自律神経叢のはたらきが活性化されるのである。

みずおちを落とし、つづいて上半身を前方へ曲げるという動作が一石数鳥のはたらきをする。次の瞬間に上半身を起こし伸ばす。これには背骨の外側にある脊柱《せきちゅう》起立筋群がはたらくのである。

この動作、「落とし・曲げ」、次に「起こし・伸ばし」を繰り返し練習することが、ひさご腹丹田呼吸の上達の秘訣になっている。

ひさご腹丹田呼吸による坐禅

ひさご腹応用の坐禅――これも今までに何回となく触れてきたことだが、ここでもう一度、総括的に取り上げてみよう。というのは、読者はお気づきのように、最初は趺坐《ふざ》を組みながらの丹田呼吸法は相当にむずかしい。背骨をピンと伸ばして坐す坐禅の一般姿勢で丹田呼吸しようとすれば、みずおちの下が板のように硬くなってしまうし、みずおちに括《くび》れをつくれば背中が曲がってしまう。中途半端な姿勢では坐禅も呼吸法も成り立たず、かえって重圧感と疲労感に悩まされる結果になる。

そこで私は、次のような方法を提唱したい。まず最初は姿勢よりも呼吸法に力点をおくのだ。

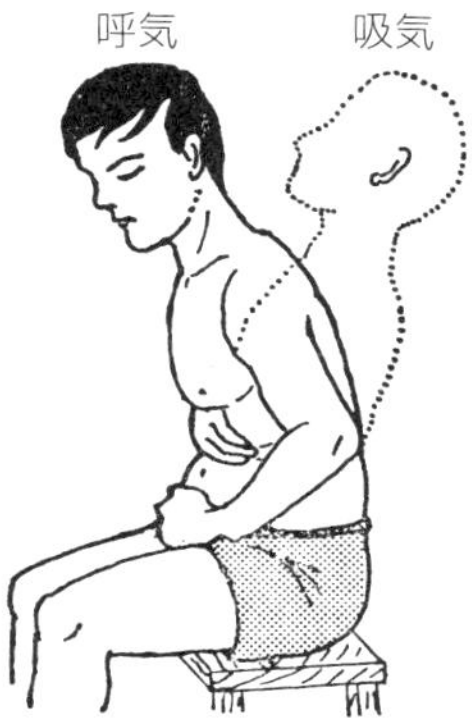

図①

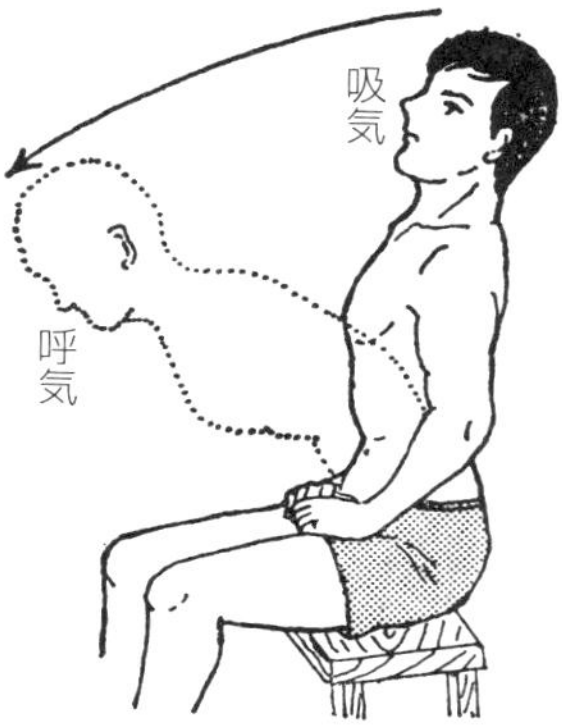

図②

白隠流の正しい姿勢に一歩でも近づくため、少々まわり道のようだが、次の五段階を踏むとよいだろう(図①〜⑦参照)。

第一段階　全身の筋肉を弛《ゆる》めて、上半身の前傾動作のみを繰り返す(図①)。

第二段階　前傾度を深くする(図②)。

第一、第二段階とも、この動作は自然に呼気となる。このとき心をこめて息を出す。第二段階では第一段階よりさらに強力な腹圧が自然にかかる。これは腹圧計を下腹部にセットしてみると一目瞭然、腹圧計の指針が百ミリ以上ときには二百ミリにものぼる。

この第二段階の動作を一日に百回、あるいはそれ以上実行する。多いほどよい。それを少なくとも一週間つづける。

第三段階　みずおち下をストンと落としただけで

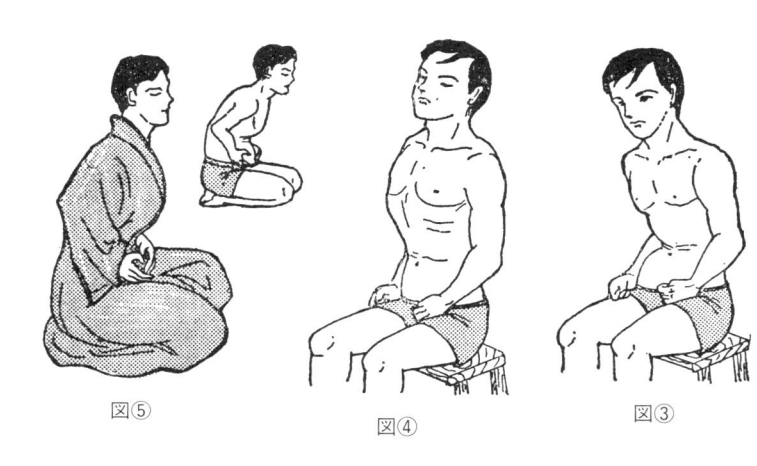

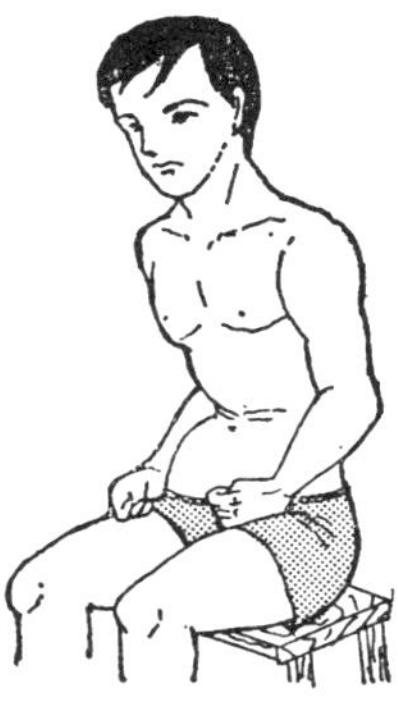
図③

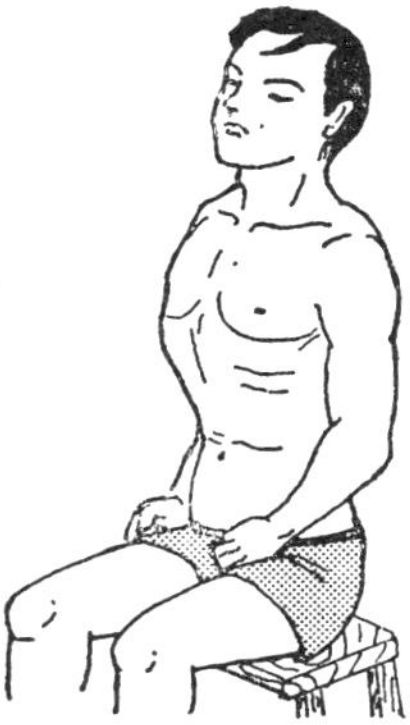
図④

図⑤

かなり強い腹圧がかかるようになる。この段階ではみずおち下を軸にしてやや前傾するので、背骨（腰《よう》椎《つい》）は後方に向かって、やや彎曲《わんきょく》する（図③）。

　みずおちを落としたならば、次の瞬間に背骨をしっかり伸ばす（それによって今度は腰椎が前方へ向かって彎曲する）（図④）。

　このように、みずおちの「落とし、伸ばし」によって、腰椎は後方彎曲と前方彎曲とを交互に繰り返す。腰椎に手を当ててみると、その変化がよくわかる。坐禅はともすれば背骨を伸ばす姿勢ばかり強調され、みずおち落としがおろそかになっている場合が少なくなかった。伸ばしも落としも両方が必要であることを知っていただきたい。背骨を伸ばしたままで息を出すよりも、みずおちを少し落とした方が自然である。呼気量もその方が多い（図⑤）。

第四段階　第三段階の姿勢と呼吸が自由にできる

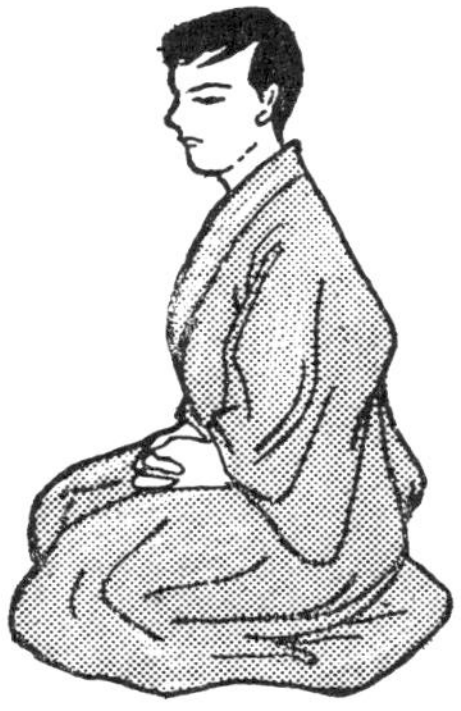

図⑥

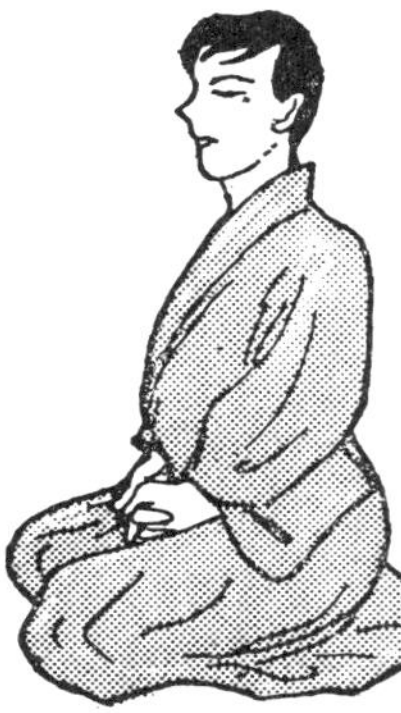

図⑦

ようになったならば、禅道場では「落とし、伸ばし」の動作を周囲の坐禅者の目ざわりにならぬように工夫し努力する（図⑥）。

第五段階　最終的には「落とし、伸ばし」を一動作の中へ折り込む工夫と努力をする（図⑦）。

このときの呼吸法はあくまで呼主吸従であって、出る息にのみ心をこめて、入る息は自然に入りくるにまかせる。らせん形の鋼線を圧縮する気持で心をこめて息を出せば、吸気は意識する必要はなく、おのずから跳ね返り現象として誘発される。スプリング呼吸であり、同時にバイオリズム呼吸になっている。ここに努力と開放のリズムが一呼一吸ごとに行なわれる。こうした呼吸は比較的長い時間に耐えられるし、全身の血流が活発となり、身心ともに充実感が生ずる。それがマスターできたならば、次に出る息を次第に長くする練習をするとよい。

ここで注意すべきことは、ぶっつけ本番で最初から出る息を長くしようとすると、頭がふらつき目まいを起こす人もいる。これは長呼気によって第一ホール（頭蓋腔）の静脈血がかなり多く心臓へ還るので、一過性の脳虚血現象が起こるからである。それをふせぐ方法としては、図②のごとく上体の前傾角度を深くして強く息を出す。そのとき強力な腹圧がかかり、第三ホールの静脈血が大量に心臓へ搾り上げられる。これは右心房から右心室へ、さらに右心室から左右の両肺へスピーディーに送られる。

そのとき力強く息を出しているので、肺胞の外周の毛細血管から多量の炭酸ガスが肺胞へ拡散され、気道を経て外界へ排除される。そして力強い呼気の直後には、その反動で大量の吸気が誘発される。そこで大量の酸素が、きわめて効率よく毛細血管内へ取り込まれる。この酸素の豊富な血液が左心房・左心室を経て、大量に第一・第二ホールへ送り込まれる。

上達すると前傾動作を省いても上半身の「落とし、伸ばし」のみで強力な腹圧がかかり、脳虚血を未然にふせぐことができる。百聞は一実行に如《し》かず、理論もさることながら、まず強力な腹圧呼気を繰り返してみることだ。

強力な腹圧呼気はやはり練習が必要であるから、これを充分にマスターしてから長呼気丹田呼吸に移るとよい。あるいは次の方法でもよい。それには長呼気を五秒ぐらいからはじめて、五秒単位で、十秒、二十秒と無理なく延ばしていったほうがよい。そして最終的には三十秒、四十秒の呼気もさりげなく実行できるようになればよい。

こういう段階を充分に訓練して身につけ、「上虚下実」の態勢をもって坐禅に向かうのが、結局は〝ひさご腹丹田呼吸による坐禅〟への近道なのである。

日常できるひさご腹丹田呼吸

これまで述べてきたことで、ひさご腹丹田呼吸がいかなるものか、概略はおわかりいただけたことと思う。しかし呼吸法は、頭で内容を理解しただけでは何の役にも立たない。白隠が日常の雑務をも動禅《どうぜん》と考えて修行したように、丹田呼吸法を日常生活の中に折り込まなければなかなか進歩しない。以下、日常生活の中で行なえるひさご腹丹田呼吸法に触れていこう。

白隠のひさご腹丹田呼吸は、呼吸と血液循環と自律神経の三機能を同時に活性化させるというユニークな方法である。

みずおちを落としながら力強く息を吐くという動作が、自律神経のはたらきをよくすることは前にも述べた。これは、実行すればただちに生理的に自覚できるものではないから理解しにくい。それで、調和道では、ひさご腹による「三呼一吸のワンセット法」というやり方を提唱している。というのは、このセットを繰り返すことで自律神経の機能アップが容易にはかれるからである。

三呼一吸のワンセット法

これは、みずおちをくぼませながら、一息を三回に分けて力強く吐き出す方法で、独習するときは自分で号令をかけながらするとよい。

実際の仕方を説明しよう。最初「イチー」と力強く発声し、すぐ後にバネ式に息が入ってくる。

その吸気を用いて「ハッハッハァー」と心をこめて息を出す。その都度息が入ってくる。三回目の呼気は少し長く出すと、間髪を入れず深い吸気が誘発される。その前のハッハッの後は瞬間に入ってくる。つまり無意識吸気である。最後の「ハァーッ」でその直後に深い吸気が意識される。名前は三呼一吸でもその都度息が入ってくるのである。この(A)「三呼一吸を十二回」繰り返した後で、(B)「緩息を三回」する。この緩息は大脳を使わぬリラクセーション呼吸である。この(A)と(B)を組み合わせて五組を繰り返す。

以上を「三呼一吸のワンセット法」といい、慣れるに従い、一日に十セット以上する。

ワンセットの所要時間は五、六分、その間に横隔膜が百八十回収縮する。それで体じゅうが暖かくなる。それは体内の血液循環が活発になるからである。

こうすることによって、太陽神経叢があたかも灯を入れた走馬灯のように活発にはたらきだすのである。これを積み重ねていくと、胃液の分泌は正常となり、ときには知らぬ間に胃潰瘍も消えてしまう。高血糖、高血圧も正常値に近づく例は枚挙にいとまがないほどである。

こうした実例が示すように、自律神経の失調には、このみずおち落としの丹田呼吸がすぐれていることに気がつく。

次のようなケースもある。それは、魚を食べると必ず蕁麻疹《じんましん》ができていた人が、この三呼一吸法で完全に克服してしまったという例である。これは臨床の先生方にもぜひ試してみていただきたいと思っている。

車中で足踏み

ところで、現代のように科学技術が進歩発達した日常生活は、それが未発達の時代と比較すれば便利さにおいてははるかにすぐれている。

しかし、その反面において失うものもあるわけで、たとえば東京―大阪間五百キロを、新幹線ひかり号では三時間で目的地に着いてしまう。歩いていけば十数日あるいはそれ以上もかかるところであるから、大変な時間の短縮である。しかし、歩くということはそのすべてが横隔膜の動きを活発にするので、全身の血液の循環をよくしている。ところがひかり号に乗っている三時間というものは、ほとんど座席に腰かけたままであるから、横隔膜の動きが鈍い。それゆえ、ひかり号三時間の旅は、血液循環の上では決して好ましいものではない。

それならといって健康のためのみならば足車《あしぐるま》を使って歩けばよいわけだが、五百キロでは時間のほうは桁《けた》はずれにかかる。

それゆえ、車中で過ごす時間内に、少しでも多く横隔膜が動くような工夫をすればよいわけだ。

たとえば、腰かけたままでできる足踏みなども、工夫すると結構役に立つ。それは左右の足の拇指《おやゆび》あるいはその他の指をも用いて、交互に床を踏みしめる。そのとき同時に、三呼一吸法を用いる丹田呼吸を何セットでもすればよい。

両脚を交互に踏みしめる動作のとき下腹に手を当ててみると、下腹に力が入るのがわかるが、それは横隔膜がその都度収縮し下降するからである。足踏みより歩くほうが強い腹圧がかかるが、三呼一吸の足踏みは乗物あるいは執務中でも活用できるというメリットがある。それは軽い気持ですればよい。これが横隔膜の収縮に役立っているから面白い。

タオル絞りの法

また、ひさご腹丹田呼吸の応用のひとつに「タオル絞《しぼ》り」というやり方もある。

これはタオルまたは濡れタオルを絞る。そのとき左右両手を使って力強く、吐く息で絞る。雑巾《ぞうきん》絞りと同じ要領である。三呼一吸の呼吸に合わせて絞りに絞っていけば、それがおのずから丹田呼吸になっている。タオルを絞りつぶすほどの力ですれば、すばらしい効果がある。しかし体調に応じて、無理をすることはない。

このタオル絞り法を関節リウマチの患者に教えたところ、タオル三本駄目になったが、関節の痛みも腫《は》れも消えてしまった。すべて軽症のうちに実行すると効果は早い。

治癒の理論を考えてみると、手を握りしめる動作ではその部分の静脈血を心臓に向かって送り返し、次の瞬間に手を緩《ゆる》めたとき、そこへ動脈血が流入する。その繰り返しが患部の血流を促すことになる。

呼吸は、絞りの動作とともに力強く息を吐く。それが横隔膜を連動させ、その結果、強力な腹圧がかかり、同時に一回ごとの呼気量が多く、その反動で吸気も深くなる。吸気時のリラクセーションでは、患部には豊富な酸素と血糖が配分されて患部の修復作用が強化される。そうした効能は、関節はいうまでもなくすべての組織・臓器にも行きわたる。故障箇所の修復力は、実践者の熱意によりあらわれる。これは患者みずからが行なうすぐれた自己治療法である。

4 丹田呼吸の諸効能

心のゆとり、精神の高揚

丹田呼吸が心と体にもたらす諸々の効能について考えてみたい。調和道の会員の事例など交えながら、その効能の代表的なものをご紹介してゆこう。

呼吸という字面《じづら》からみても、出る息と入る息の二相しかない呼吸ではあるが、それがいろいろに工夫され洗練されたものが長呼気丹田呼吸である。

釈尊が自然界における多くの真理・法則の発見に眼を輝かせ、そしてまた多くの弟子たちに人生の真の生き方を教えられたその発想も、そのもとを探れば長呼気丹田呼吸であった。

釈尊は最初努責《どせき》という失敗を経験したが、その後一転し、今度は出る息に全力投球をされた。そして心をこめた呼気は、当然のこととして長呼気へ向かっての努力であったと思われる。その後、呼気にさえ心を用いれば吸気には心をこめる必要のないことに気づかれて、「出息長・入息短」のパターンの呼吸に切りかえ、四十五年間にわたる禅定にはこれを主として活用されたのであった。

果たせるかな、この長呼気丹田呼吸を媒体として釈尊の心と身体は大きく生まれ変わった。雑念妄想という言葉であらわされる不要な考えは、歴々として釈尊の大脳から脱落していったと思われる。「数息《すそく》」や「相随《そうずい》」といった長呼気につながる呼吸で、心と身体の内外の不要なものが歴々として脱落していったわけである。

その結果、澄みきった心境で目に見えるもの、耳に聞こえるものを観察されたであろう。人生の四苦なども、長呼気をしながらみずからの呼吸相を観察することによって、一挙に解決されたのであったと思われる。呼吸とは呼気と吸気の生滅の繰り返しであることに気づかれたのであった。

ガン予防にも一役

ガンの原因となるものはガン原物質と呼ばれているが、現在判明しているだけでも二百数十、さらにそれ以上に及んでいる。

ガンは感染症と異なり、発熱や痛みといった警告がなく、いわば忍び足といった形ではじまる。初期は痛くもかゆくもないにもかかわらず、「ガンの根本対策は早期発見・早期治療」というスローガンは今なお叫ばれつづけている。この無警告ではじまるガンを早く発見しろといっても、多くの人々にはたいそうむずかしい。専門家でさえガンのすべてを早期に発見することは至難のわざであろう。それよりも、少し頭をはたらかせてみてはいかがであろう。これさえ常に実行すれば、十中八九はガンにならないというものを発見すればよいのである。そうした発見は決して不可能ではない。老若男女、貴賤貧富を問わず万人に可能な根本対策がある。しかしいかに根本対策とはいえ、思わぬ副作用があったのではとても実行する気にはなれない。

これから述べようとする根本対策は、ガン予防にとどまらず、ガン治療に活用してもかなりの効果が期待できるのである。さらによいことは、他の疾患をあわせ持っていても、それまで体外に運び出してくれるという結構ずくめの対策である。むろん副作用はまったくない。それは他ならぬ呼気性の丹田呼吸である。人間にはバイオリズムというものがある。昼間は体も心も大いに使って活動する。そして夜は横になればたちまち熟睡に入り、朝、眼が覚めれば昨日の疲れがすっかりとれ、さわやかな気持で今日もまた楽しくはたらける、心身ともに健全な生活ができるというのが、望ましいバイオリズム（生命リズム）である。

このリズムを狂わせてはならない。日中あまり体を動かすこともないと、呼吸が知らぬ間に浅くなっている。神経ばかり緊張して、それが寝床まで持ち込まれるような生活はよくない。その上、不安・心配・恐怖・取り越し苦労などがあると、呼吸はさらに弱く力のない呼吸になってしまう。

浅い呼吸では体内に生ずる炭酸ガスの体外排除が悪いばかりでなく、酸素の取り入れが少なく、その上血液循環が鈍る。はなはだしいときには酸素欠乏の状態となり、あらゆる内臓の機能が低下する。これでは知らぬ間に体細胞の生命活動が低下し、いろいろな病気の受け入れ態勢ができてしまう。

　そうしたところにガン原物質が侵入すると、ふせぐ力も弱くなる。発ガン物質が細胞の核を攪乱し、核内のＤＮＡ（デオキシリボ核酸）が変化すると、ついには正常な細胞がガン化してしまう。その細胞は脱分化の状態となり、やみくもに増えつづける。この狂った細胞が、正常の細胞の領域を侵して次第にガン細胞の集団が大きくなっていき、ついには取り返しのつかぬ状態となる。つまりガン細胞ができる道順は、呼吸が弱くて浅く、そのために正常細胞のエネルギーの発生量が少なくなり、次第にその生命活動が衰える。それに対し、ガンは、エネルギー活動に酸素をあまり必要としないという。

　そこで大事なことは、この衰えた細胞がガン化するのを見つけるよりも、たえず充分な酸素を送りつづけることに努力する方がはるかに賢明であると思う。

　正常な細胞は意外と多くの酸素を必要としている。体細胞に常に多くの酸素を送り込めば、そのバイタリティが高められる。また、発ガン因子に対しても鎧袖一触《がいしゅういっしょく》ではねのけてしまうことにもなろう。血中酸素を豊富にすると、正常な細胞が血糖を分解してエネルギーを発生するとき、きわめて大量のエネルギーを発生することになる。それが正常細胞を強化し、ガン細胞は反対に弱まることになる。ガン細胞はまた嫌気性細胞であって、もともと酸素が嫌いなのである。要は、酸素を多く体内に取り入れることである。

結局、ひさご腹丹田呼吸法を日常生活の呼吸として取り入れることが、最高のガン予防にむすびつくのである。

自律神経失調症も追放

自律神経失調症も現代人に多い症状の一つである。重要な自律神経の集合体である太陽神経叢は腹腔内にあり、その神経叢のはたらきが活発になれば、自律神経の機能も正常化されることが、多くの体験者によって体験されてきた。ところが、現代はその逆で、自律神経失調で悩んでいる人がきわめて多い。

自律神経は臓器神経、あるいは植物神経とも呼ばれる。それは骨格筋にはたらきかける運動神経とは異なり、私たちの意志とは関係なく内臓の機能活動に役立っているからだ。

この自律神経失調あるいは不安定は、種々の神経症状や呼吸器・循環器・消化器あるいは皮膚や眼にまで種々の症状となってあらわれ、人は健康生活から遠ざかってゆく。

自律神経の中枢は間脳の視床下部にあるとされているが、この腹腔内にある太陽神経叢を賦《ふ》活《かつ》させることにより、自律神経の不安定および失調を救うことが可能である。つまり、太陽神経叢と呼吸には密接な関係があり、これにも丹田呼吸法がダイレクトに効能をもたらすのである。

循環器系統その他にも効能顕著

血圧の正常化も丹田呼吸法ではかれる。この場合は長呼気あるいは三呼一吸法を繰り返すのだが、三呼一吸法ならば三回目の呼吸を静かに長く出すとよい。効能も顕著である。効能は、イライラした気分を静める鎮静効果が具現される。

イライラ、ムカムカしたときに血圧が上がるのは、副腎の髄質からアドレナリンが過剰に分泌されるからであり、それに対して、長呼気によって血圧が下がるのは、気分が落ちついてアドレナリンの分泌が抑制されるからである。これは交感神経刺激ホルモンであるから、長呼気丹田呼吸がその分泌をコントロールしていると考えられる。こうしてみると「みずおち落とし」のひさご腹丹田呼吸には、交感神経を調整するはたらきがあるようだ。

丹田呼吸法は血液循環をスムーズにすることを第一義としているので、当然、循環器系統の支障全般に修復機能を発揮する。

正常化されるのは血圧ばかりではない。次は狭心症であるが、この場合も、三呼一吸法を活用すると、狭心症独特の痛みが消えてしまう。

みずおちを落としては力強く息を吐くとき、大量の炭酸ガスが体外へ捨てられ、ただちに多くの酸素が血中へ入る。これが左心室から動脈血となって拍出する。そのとき冠動脈（心筋の栄養動脈）には最初に酸素の多い動脈血が多量に流れ込む。三呼一吸法のワンセットでは横隔膜が百八十回も強収縮する。その都度、大量の動脈血を冠動脈に送り込む。心筋の活動はこの酸素によって活性化し、機能がアップされる。心臓の痛みが消える、というのもこのメカニズムの所産なのだ。

また消化性潰瘍のある場合、消化器粘膜に酸素の多い動脈血を送ることは、潰瘍の修復に役立つのであろうか。同時に塩酸の過剰分泌が抑制されるのか、痛みが次第に消えてゆく。してみると、副交感神経も丹田呼吸で調整されることが考えられる。

ストレス解消、熟睡も可能

前述のように丹田呼吸は冠状動脈の血流を豊富にするので、狭心症の治癒だけでなく、不整脈にも卓効があるし、動脈硬化症の予防、そしてまた心筋梗塞の予防にも大いに役立つ。気管支喘息《ぜんそく》にも、発作時は無理だが、普段から緩急《かんきゅう》を心がけ、呼気性の丹田呼吸を実行すれば症状は軽快し、たえず実行すれば発作をまったく起こさなくなる。私は中学二年のとき、木刀の素振りでそれまで苦しんだ喘息を克服した。

丹田呼吸は広範囲の諸病に効能をもたらす。症例紹介をつづけよう。

○血液中の酸素が常に効率よく補給され、循環と呼吸が改善されるので、肩こり、不眠症、便秘などの不定愁訴群は容易に解消するケースが最近とみに増えている。

○うつ病、ノイローゼなどの場合、薬品からの離脱が早く、短期間に治癒する。

○気分は常に爽快で、冬でも体中が暖かく感じられる。体内の熱エネルギーの発生量が多くなるからである。

○夜は熟睡できる。

○多くのストレスに対する心身の処理がうまくなる。

○胃腸の血流がスムーズになるため健胃整腸に役立つ。

○スプリング呼吸であり、同時に、バイオリズム呼吸であるから、大脳は疲れず、内臓諸器官の機能がアップされる。同時にそれは病原微生物に対する感染防御力を高め、抗病機能を高めるので、感染症を未然にふせぐことに直結する。

総括的に丹田呼吸法の最大のメリットを挙げるなら、この健康法は、金はかからず場所をとらず、その意志と努力によりいつでも何処でもかんたんにでき、しかも副作用は一切なく、同志を通じて対人関係の輪も広まる、ということである。

5　人に格あり、臓器の格も重んぜよ

人が人としての品位を保つがごとく、体内の諸臓器もすべてその品位を保つことによって、その機能を充分に発揮することができる。そして総合的にわれわれの健康的な生命活動が展開する。

生命活動の基本単位はご存知のように細胞である。その大集団である臓器となると、その臓器特有のはたらきをあらわす。そのためには集団の細胞のすべてが一致協力することが必要だ。この集団細胞の活動に必要なものは物質代謝である。つまり、それぞれの臓器が必要とするものを送り込み、さらには不要となったものを運び去ってやることである。それが円滑に行なわれると、臓器は特有な機能を存分に発揮することができる。

人に格あり、臓器にもそれぞれ格がある。それを無視して臓器の好まぬものを送り込み、また逆に必要なものが不足すると、本来のすぐれたはたらきを発揮し得なくなる。

人格同様、「臓器の格」も重んじなければならぬ。以下、具体例をもって、臓器の格と呼吸の関係を見てゆこう。

肺格の尊重

紫煙をくゆらす楽しみが、後で意外なツケとなって回ってくる恐れは多分にある。紫煙が肺ガンを育てているようなものである。別れがたい紫煙と縁を切るのはたいへんなことであろうが、やはり「肺格」を重視することが必要で、それによって肺ガンにならずにすむならば、これは大きな収穫につながるではないか。

最近、アメリカも日本も肺ガンが急増している。その原因についてはいろいろな説明もあろうが、次のような事も無視できない。体動の少ない人や、不安、心配の多い人には呼吸の浅い人が多い。それは肺のガス交換および血液循環の両面の低下につながる。そして吸い込んだ紫煙が肺に停滞する時間が長いほど、肺の細胞を苦しめることになる。

愛煙家にぜひ守ってもらいたいことは、もし惜別ができないならば、せめて肺胞内の紫煙を残らず追い出す努力をしていただくことである。

私たちはつとめて肺格を重んじ、肺に余計な負担をかけないことだ。そのためには紫煙に対する決断力を持つことである。肺のようなガス交換活動は、他の臓器では代用ができない。しかもそれは肺ばかりでなく、余計な負担を全身細胞にかけないことである。血液内の赤血球は一種の奉仕活動の明け暮れである。肺で酸素を取り入れては血液の循環に乗ってすべての体細胞に酸素を配布し、炭酸ガスを受けとって、また肺に戻ってくる。

ところが困ったことがある。喫煙その他で、一酸化炭素（CO）と結びついたヘモグロビンは、酸素（O_2）との結合能力を失い、無用の長物と化す。一酸化炭素ヘモグロビンが増えてゆくことは、生体の生命活動にとってマイナス以外の何物でもない。

出る息の生理的な目的は、血液内の二酸化炭素（CO_2）の体外排除に他ならぬ。そこで三呼一吸法のごとき、出る息に心をこめる呼吸は、肺格を重んずるすぐれた呼吸といえる。そしてその呼気の反動で期せずして大量の酸素を肺中に送り込むことになる。

心をこめて大量の息を吐かれた釈尊は、肺格を重視されたお方であった。長呼気および力強い呼気の両方を適宜用いた呼吸法に気がついたら、何人もこれを積極的に実行してゆくことである。そうした日常の努力が、肺および諸臓器にとってはすばらしい贈りものとなる。また別の見方をすれば、肺というガス交換装置をフルに活用して、生命活動を力強いものとしていることになる。

心臓格を高める

心臓は周知のごとく血液ポンプである。血液循環系に果たす心臓の役割は重大で、心臓の搏動がストップすれば生命活動もストップする。事ほど左様に心臓は全臓器の命綱である。

心臓が何らの故障もなく快適に搏動作業をつづけられるということはすばらしいことであり、とくに呼気性の丹田呼吸こそ心臓格を高めることになる。

反対にリズムを失った心臓や搏動力の弱い心臓、その他さまざまの故障は、心臓の本来の格を低下せしめるものである。あるいは、コレステロールや中性脂肪などにより血清脂質が多くなることは、心筋の負担を重くすることになる。または冠動脈に送り込まれる血液内の酸素量の少ないことは、心臓の苦しみのもととなる。

丹田呼吸により肺のガス交換を活発にすることで、そのまま心臓が望むところの冠血流の酸素も豊富になり、心筋が快適に活動できることになる。そのことは心筋の収縮力を高め、同時にすべての臓器の活動力を高めることにもつながる。それゆえにこそ、私たちはたえず丹田呼吸を実行していきたい。力強い呼気や長呼気の次の瞬間には、冠動脈に多量の酸素が導入されるので、これこそ真の強心法といってもよいのではないかと思う。

心臓の格を無視することは、主人公の命を縮めることにつながる。心臓と肺とはともに胸腔内にあって、相互に助けあっている。心臓は肺の巧みな呼吸によって、酸素の多い血液を冠動脈が受け入れる。そのとき肺は力強い呼気によって、大量の炭酸ガスを体外へ排除している。

そして次の瞬間に行なわれる吸気では、血中酸素を豊富にする。

これはひとり心臓と肺の関係ばかりでなく、すべての臓器にも大いに役立つことである。

腎格について

腎臓機能の代表的なものは、体内の不要物の排出である。体内で不要になったものが血液とともに腎臓へ運ばれ、これを濾過《ろか》して最終的には体外へ排除する。腎臓から排除される不要物質はNPN（もはや体内では蛋白質になり得ない窒素）その他である。腎臓は肺とともに重要な血液浄化装置である。その機能がおとろえ、そして荒廃すると、血液の浄化が妨げられる。尿毒症がそれである。

第二次大戦後は「腎格」を失った腎臓に代わって人工透析が可能となったために、生命活動をつづけられるようになった人も多い。しかしそのためには、週に二、三回、病院で五時間ほど釘づけにならねばならない。

こうした腎臓荒廃のはじまりは、溶連菌の感染による扁桃炎が多い。早期に抗生物質で叩いてしまう必要があるが、溶連菌は悪質の病原菌で、腎臓のほか関節や心臓の弁膜や心内膜にも病変が及ぶことがある。この溶連菌の侵入に対しては、感染防御力を高めることで、それには常に丹田呼吸を心がけることが役立つ。丹田呼吸で常に血中酸素（O_2）を豊かにしておくと、白血球・リンパ球・大食細胞、それに抗体も産生され、有事即応の態勢が整えられる。これは丹田呼吸のよい点である。将来、病院に釘づけにされるであろう腎疾患を未然にふせぐことができるのは、丹田呼吸の利点である。

腎臓は左右に二個あり、それは小児の握り拳《こぶし》ほどのものであるが、健康な場合はここに一日に千八百リットルほどの血液が送られる。それを濾過し、再吸収を繰り返し、最終的には一、二リットルの尿とする。それは血液内の老廃物を除くためであることは前に述べたとおりで、その濾過が不完全であると血液は浄化されず、次第に尿毒症に向かって進んでいく。

丹田呼吸を常に心がけることにより、前述のように感染防御力が高められ、腎血流量も多くなるので腎硬化も防止でき、そして腎臓の荒廃をふせぐことができるのである。丹田呼吸をたえず実行してゆくことは腎臓の格を重要視することになる。

肝機能をアップ

肝臓は人体のエネルギーの一大貯蔵庫であり、さらには体内に生じる毒物の解毒をはかる機関でもある。また、NPNを尿素として腎臓に送るという血液の清浄作用も行ない、体蛋白質の合成および生命活動に必要な酵素も産生している。他の臓器にはとうてい真似のできない、多彩な任務を背負う重要な臓器である。

この臓器の疾患が、現代はことさらに多い。肝炎、肝硬変、肝臓ガンなど、生命を蝕む肝疾患が激増している。この傾向は今後さらに強まる気配である。

肝故障の原因としては、肝血流の不全を無視するわけにはいかない。わけても大きな原因としてとくに注目すべきは、横隔膜の怠慢である。体の動きの少ない現代人の生活は、そのまま横隔膜の活動を鈍らせてしまっているともいえよう。

肝臓は体重の約五十分の一（約千〜千五百グラム）の重さのある臓器で、横隔膜の直下にあって、その影響をもっとも受けやすい。

横隔膜の怠けは、ただちに肝機能の低下につながる。

横隔膜がよくはたらくと、第三ホール（腹腔）の圧縮力が高まり、肝臓も圧縮される。そのとき肝臓に何が起こるか。心臓へ還るべき静脈血が強力に搾《しぼ》り上げられるのである。肝臓と心臓とは、横隔膜を隔てて一衣帯水の間柄である。したがって横隔膜が強く収縮すれば、肝臓はただちにその静脈血を多量に心臓に送り込むことができる。

その分だけ肝臓に他の静脈血が流れ込んでくる。他の静脈血とは、門（静）脈血のことである。門脈は胃・腸・脾臓などから血液を集めて肝臓に送るはなはだ重要な静脈で、その中でも消化管から吸収された栄養分（脂肪を除く）はこの門脈によって肝臓に運ばれる。この栄養分が肝臓に入ってこなければ、肝臓本来の仕事が妨げられることになる。そうした意味から、横隔膜の収縮運動が活発であればあるほど門脈の血液が大量に肝臓に送られ、その結果、肝臓特有の機能が高まるのである。

白隠禅師が『遠羅天釜《おらてがま》』の中で「終日坐して曾《か》つて飽《あ》かず、終日誦《しょう》して倦《う》まず、終日書して困せず、終日説いて屈せず」といっているとおり、タフな生活が行なえたのは、さすがひさご腹丹田呼吸の大実践家であったためである。白隠の肝臓のはたらきは抜群であった。

そしてまた、「たとい日々に万善を行ずといへども終《つい》に怠惰の色なく、心量次第に寛大にして、気力常に勇壮なり」といっている。丹田呼吸を常に身につけていると肝臓は強化され、仕事に対する意欲が旺盛となり、仕事の処理能力は一段と冴えるわけで、しかもまったく疲れを覚えない。丹田呼吸はまた諸病治癒に威力を発揮し、さらには多くの疾病を未然にふせぐ。それればかりか大量の仕事を快刀乱麻のさばきで処理できるわけである。ひさご腹の丹田呼吸が、肝機能を一段とすぐれたものにするからだ。

調和道の会員の中にも、肝臓をいためて入会する人が多くなった。入会当初は、肝機能検査でGPT・GOTという数値がときには三桁になる人もいる（正常値GPT3～35、GOT8～40）。しかし、丹田呼吸を実行しているうちに一桁になってしまう。これは、老廃した肝細胞を処理し、新生の肝細胞が続々と生まれるからである。

丹田呼吸により肝機能を高めることが、多くの体験者によって確かめられている。今まで疲れやすかったのが、丹田呼吸により仕事が快適にできるし、疲れないという。丹田呼吸を積み重ねていくことが、肝臓のはたらきを一段と活性化することがよくわかる。

『夜船閑話』原文

『夜船閑話』原文

夜船閑話序《やせんかんなじょ》

窮乏庵主《きゅうぼうあんしゅ》饑凍選《きとうせん》

宝暦丁丑《ていちゅう》の春、長安の書肆《しょし》小川の何某《なにがし》とかや聞へし、遠く草書を裁《さい》して、吾が鵠林《こくりん》近侍の左右に寄せて云《いわ》く、伏して承る、老師の古紙堆中《たいちゅう》夜船閑話とかや云へる草稿あり、書中多く気を錬り精を養ひ、人の営衛《えいえ》をして充たしめ、専ら長生久視《きゅうし》の秘訣《ひけつ》を聚《あつ》む、謂《いわ》ゆる神仙錬丹《れんたん》の至要《しよう》なりと。是故《このゆえ》に世の好事《こうず》の君子是《これ》をおもふこと荒旱《こうかん》の雲霓《うんげい》の如し。偶々《たまたま》雲水の徒侶《とりょ》竊《ひそ》かに伝写し来《きた》るあるも、秘重し珍蔵して、人をして見せしめず。天瓢《てんぴょう》むなしく櫃《ひつ》におさめて匿《かく》したるが如し。願くば是を梓《し》に寿《いのちな》がふして以て其渇《そのかつ》を慰《い》せん。聞く、老師常に人を利するを以て楽しみ玉《たま》ふ。若夫人《もしそれひと》に利あらば、師豈《あ》に是を吝《お》しみ玉《たま》はんやと。二虎《にこ》含み来《きたっ》て師に呈す。師微々として笑ふ。此《ここ》において諸子旧書櫃《きゅうしょき》を開けば、草稿、蠹魚《とぎょ》の腹中に葬らるゝ者中葉《なかば》に過《すぎ》たり。諸子即ち訂正伝写して、既に五十来紙《らいし》を見る。即ち封裏《ふうか》して以て京師《けいし》に寄せんとす。

予が馬歯一日《じつ》も諸子に長たるを以て其端由《そのたんゆ》を書せんことを責む。矛も亦辞せずして書す。云く、師、鵠林《こくりん》に住すること大凡《おおよそ》四十年、鉢嚢《はつのう》を掛けしより以来、雲水参玄の布衲《ふのう》纔《わず》かに門閫《もんこん》に跨《またが》れば、師の毒涎《どくぜん》を甘《あま》なひ痛棒を滋《うまし》として辞し去ることを忘るゝ者或は十年或は二十年、鵠林々下《こくりんりんか》の塵《ちり》と成る事も亦総《そう》に顧みざる底《てい》あり。

尽《ことごと》く是叢林《これそうりん》の頭角《ずかく》、四方の精英なり。各々西東《さいとう》五六里が間に分れて旧舎廃宅、老院破廟《はびょう》、借《かり》て以て菴居《あんきょ》の処《ところ》として精苦す。朝艱暮辛《ちょうかんぼしん》、昼餒夜凍《ちゅうだいやとう》、口に投ずる者は菜葉麦麩《ばくふ》、耳に触るゝ者は熱喝垢罵《ねっかつくば》、骨に徹する者は瞋拳《しんけん》痛棒、見る者額《ひたい》を攢《あつ》め、聞者《きくもの》肌《はだえに》汗《あせ》す。鬼神もまた涙を浮べつべく、魔外《まげ》もまた掌《たなごころ》を合せつべし。其初め来《きた》る時は、宋玉何晏《そうぎょくかあん》が美貌有《あり》て、肌膚《きふ》光沢凝《こ》れる膏《あぶら》の如くなる者も、久しからずして恰《あたか》も杜甫賈嶋《とほかとう》が形容枯槁《ここう》、顔色憔悴《しょうすい》するが如く、或は屈子《くつし》に沢畔《たくはん》に逢ふが如し。参玄軀命《くみょう》を顧みざる底《てい》の勇猛の上士にあらざるよりんは、何の楽み有《あり》てか、片時《へんじ》も湊泊《そうはく》することを得んや。是故《このゆえ》に往々に参窮度に過ぎ、精苦節を失する族《やから》は、肺金《はいきん》いたみかじけ水分枯渇して、痃癖塊痛《せんぺきかいつう》難治の重症を発せんとす。是を憐み是を愁て、師不《ふ》予《よ》の色有る者連日、乍《たちま》ち忍俊不禁にして雲頭を按下《あんげ》し、老婆の臭乳を絞つて是に授るに内観の秘訣《ひけつ》を以てす。乃《すなわ》ち云《いわ》く、若是《もしこれ》参禅弁道の上士、心火《しんか》逆上し、身心労疲し、五内調和せざることあらんに、鍼灸薬《しんきゅうやく》の三つを以て是を治せんと欲せば、縦《たと》ひ華陀《かだ》・扁倉《へんそう》といへども、輙《たやす》く救ひ得ること能はじ。我に仙人還丹《げんたん》の秘訣あり、儞《なんじ》が輩《ともがら》試《こころみ》に是を修せよ、奇功を見ること、雲霧を披《ひら》いて皎日《こうじつ》を見るが如《ごと》けん。若し此秘要を修せんと欲せば、且《しば》らく工夫を抛下《ほうげ》し話頭を拈《ねん》放《ぽう》して先須《まずすべか》らく熟睡一覚すべし。其未だ睡りにつかず、眼《まなこ》を合せざる以前に向て、長く両脚を展《の》べ、強く踏みそろへ、一身の元気をして臍輪《さいりん》気海《きかい》、丹田《たんでん》腰脚《ようきゃく》、足心《そくしん》の間に充たしめ、時々《じじ》に此観《このかん》を成すべし。我《わが》此の気海丹田、腰脚足心、総《そう》に是《これ》我が本来の面目、面目何の鼻孔かある。我が此の気海丹田、総に是我が本分の家郷、家郷何の消息かある。我が此の気海丹田、総に是我が唯心の浄土、浄土何の荘厳《しょうごん》かある。我が此の気海丹田、総に是我が己身《こしん》の弥陀《みだ》、弥陀何の法をか説くと、打返し〱常に斯くの如く妄想《もうそう》すべし。妄想の功果つもらば、一身の元気いつしか腰脚足心の間に充足して、臍下《さいか》瓠然《こぜん》たること、いまだ篠打《しのう》ちせざる鞠《まり》の如《ごと》けん。恁麽《いんも》に単々に妄想し将《も》ち去て、五日《にち》七日《にち》乃至《ないし》二三七日《にち》を経たらむに、従来の五積《しゃく》六聚《じゅ》、気虚労役等の諸症、底《てい》を払て平癒《へいゆ》せずんば、老僧が頭《こうべ》を切り持ち去れ。此《ここ》において諸子歓喜《かんぎ》作礼《さらい》して密々に精修す。各々悉《ことごと》く不思議の奇功を見る。功の遅速は、進修の精麁《せいそ》に依るといへども、大半皆全快す。各々内観の奇功を讃美して休《や》まず。師の曰く、儞《なんじ》が輩《ともがら》、心病《しんびょう》全快を得て以て足れりとすることなかれ。転々《うたた》治せば転々参ぜよ。転々悟らば転々進め。老僧初め参学の時、難治の重病を発《はっ》して其憂苦《そのゆうく》、諸子に十倍せり。進退惟谷《これきわ》まる。尋常心《じんじょうこころ》にひそかに思惟《しゆい》すらく、生きて此憂《このうれい》に沈まんよりは、如《し》かじ早く死して此革嚢《このかくのう》を捨《すて》んにはと。何の幸《さいわい》ぞや、此の内観の秘訣をつたへて全快を得ること、今の諸子の如し。至人《しじん》の云く、此は是神仙長生《これしんせんちょうせい》不死《ふし》の神術なり。中下《ちゅうげ》は世寿《せいじゅ》三百歳なるべし。其余《そのよ》は計り定むべからず。予則ち歓喜に堪へず、精修怠らざる者大凡《おおよそ》三年、心身次第に健康に気力次第に勇壮なることを覚《おぼ》ふ。此《ここ》において重ねて心に竊《ひそか》に謂《おも》へらく、縦《たと》ひ此《この》真法を修し得て、彭祖《ほうそ》が八百の歳時を保ち得るも、唯是《ただこれ》一箇頑空《がんくう》無智の守屍鬼《しゅしき》ならくのみ。老狸《ろうり》の旧窠《きゅうか》に眠《ねむ》るが如し。終《つい》に壊滅《えめつ》に帰せん。何が故ぞ、今既に独りも葛洪《かっこう》・鉄拐《てっかい》・張華《ちょうか》・費張《ひちょう》が 輩《ともがら》を見ず。如《し》かじ四弘《しぐ》の大誓《だいせい》を憤起し菩薩《ぼさつ》の威儀を学び、常に大法施《ほっせ》を行《ぎょう》じ、虚空に先《さきだ》つて死せず、虚空に後《おく》れて生ぜざる底《てい》の不退堅固《ふたいけんご》の真法身《しんほっしん》を打殺し、金剛不壊《こうごうふえ》の大仙身を成就せんにはと。此《ここ》において真正《しんしょう》参玄の上士両三輩《じょうしりょうさんぱい》を得て、内観と参禅と共に合せ並らべ貯へて、且つ耕し且つ戦ふ者、蓋《けだ》し茲《ここ》に三十年、年々一員を添へ二肩《けん》を増し得て、今既に二百衆《しゅ》に近《ち》かし。其《その》中間、古来の衲子《のっす》、労屈疲倦《ろうくつひけん》の族《やから》、或は心火逆上し、正に発狂せんとする底を憐み、密かに此《この》内観の至要《しよう》を伝授し、立所《たちどころ》に快癒《かいゆ》せしめ、転々《うたた》悟れば転々進ましむ。馬年《ばねん》今歳《こんさい》古稀《こき》に越へたりといへども、半点の病患なく歯牙《しが》全く揺落《ようらく》せず、眼耳《げんに》次第に分明《ぶんみょう》にして、動《やや》もすれば靉靆《あいたい》を忘る。毎月《まいげつ》両度の法施《ほっせ》終《つい》に怠倦《たいけん》せず、請《しょう》に佗方《たほう》に応じて三百五百の海衆《かいしゅ》を聚会《じゅえ》して、或は五旬七旬を、経に録に、雲水の所望に随《したがっ》て胡説乱道《うせつらんどう》する者、大凡《おおよそ》五六十会《え》に及ぶといへども、終《つい》に一日《にち》も罷《は》講斎《こうさい》を鎖《とざ》さず。身心健康気力は次第に二三十歳の時には遥《はる》かに勝《ま》されり。是《これ》皆彼《か》の内観の奇功に依ることを覚ふ。住菴《じゅうあん》の諸子、各々悲泣作《さ》礼《らい》して云く、吾が師大慈大悲《だいじだいひ》、願くは内観の大略を書せよ。書して留めて、後来《こうらい》禅病疲倦《ひけん》吾が輩《ともがら》の如き者を救へ。師即ち頷《がん》す。立処《たちどころ》に草稿成る。稿中何の説く処《ところ》ぞ。曰く、大凡《おおよそ》生を養ひ長寿を保つの要、形を錬るにしかず。形を錬るの要、神気をして丹田気海の間に凝《こ》らしむるにあり。神凝《こ》る則《とき》は気聚《あつま》る。気聚る則《とき》は、即ち予が真丹《しんたん》成る。丹成る則《とき》は形固し。形固き則《とき》は神全し。神全き則《とき》は寿《いのちな》がし。是《これ》仙人九転還丹《くてんげんたん》の秘訣《ひけつ》に契《かな》へり。須《すべか》らく知るべし、丹は果して外物《がいもつ》に非ざることを。千万唯《ただ》心火を降下《こうげ》し、気海丹田の間に充たしむるに在るらくのみ。住菴の諸子、此《この》心要を勤めて、はげみ進んで怠らずんば、神病を治し労疲を救ふのみにあらず。禅門向上の事に到《いたっ》て、年来疑団《ぎだん》あらむ人々は、大《おおき》に手を拍して大笑する底の大歓喜有らむ。何が故ぞ、月高《たかく》して城影《じょうえい》尽く。

惟時《これとき》　宝暦丁丑孟正《ていちゅうもうしょう》廿五蓂《めい》

窮乏菴主飢凍炷香稽首題《ちゅうこうけいしゅだい》

夜船閑話《やせんかんな》

山野初め参学の日、誓つて勇猛の信心を憤発し不退の道情を激起し、精錬刻苦する皆既に両三霜、乍《たちま》ち一夜忽然《こつぜん》として落節す。従前多少の疑惑、根《ね》に和して氷融し、曠劫生死《こうごうしょうじ》の業根《ごうこん》、底に徹して漚滅《おうめつ》す。自ら謂《おもえ》らく、道、人を去ること寔《まこと》に遠からず。古人二三十年、是《これ》何の捏怪《ねつかい》ぞと、怡悦踏舞《いえつとうぶ》を忘るゝ者数月、向後日用を廻顧《かいこ》するに、動静《どうじょう》の二境全く調和せず。去就の両辺総《そう》に脱洒《だっしゃ》ならず。自ら謂らく、猛《たけ》く精彩を着け、重ねて一回捨命《しゃみょう》し去んと、越《ここにお》いて牙関《げかん》を咬定《こうじょう》し、双眼睛《せい》を瞪開《とうかい》し、寝食ともに廃せんとす。既にして未だ期月に亘《わた》らざるに、心火逆上し肺金焦枯して、双脚氷雪の底に浸すが如く、両耳渓声《けいせい》の間《あいだ》を行くが如し。肝胆常に怯弱《こにゃく》にして、挙措恐怖多く、心神困倦《こんけん》し、寐寤《びご》種々の境界を見る。両腋《りょうえき》常に汗を生じ、両眼常に涙を帯ぶ。此《ここ》において遍《あまね》く明師に投じ、広く名医を探るといへども、百薬寸功なし。或人《あるひと》曰く、城《じょう》の白河《しらかわ》の山裡《さんり》に巌居《がんきょ》せる者あり、世人是を名けて白幽《はくゆう》先生と云ふ。霊寿三四甲子《かっし》を閲《け》みし、人居三四里程を隔つ。人を見ることを好まず。行く則《とき》は必ず走て避く。人其《その》賢愚を弁ずることなし。里人《りじん》専ら称して仙人とす。聞く、故《もと》の丈山氏《じょうざんし》の師範にして精《くわし》く天文に通じ、深く医道に達す。人あり、礼を尽して咨叩《しこう》する則は、稀《まれ》に微言を吐く。退いて是を考ふるに大《おおい》に人に利ありと。此において、宝永第七庚寅孟正中浣《こういんもうしょうちゅうかん》、竊《ひそか》に行纏《こうてん》を着け濃東《のうとう》を発し、黒谷《くろだに》を越へ直《ただち》に白河の邑《ゆう》に到り、包《ほう》を茶店《さてん》におろして、幽が巌栖《がんせい》の処《ところ》を尋ぬ。里人遙《はるか》に一枝の渓水を指《ゆびさ》す。即《すなわ》ち彼《か》の水声に随《したがっ》て遙に山渓に入る。正に行くこと里ばかりに、乍《たちま》ち流声を踏断す。樵径《しょうけい》もまたなし。時に一老父あり、遙に雲烟《うんえん》の間《あいだ》を指す。黄白にして方寸余なる者あり、山気に随て或は顕《あら》はれ或は隠る。是幽が洞口《どうこう》に垂下《すいげ》する所の蘆簾《ろれん》なりと。予即ち裳《もすそ》を蹇《かか》げて上《のぼ》る。巉岩《ざんがん》を踏み、蒙茸《もうじょう》を披《ひら》けば、氷雪、草鞋《そうあい》を咬《か》み、雲露、衲衣《のうえ》を圧《お》す。辛汗《しんかん》を滴《したたらし》て苦膏《くこう》を流して、漸《ようや》く彼《か》の蘆簾の処に到れば、風致清絶、実に物表に丁々《ちょうちょう》たることを覚ふ。心魂震ひ恐れ、肌《き》膚戦栗《ふせんりつ》す。且《しば》らく巌根に倚《より》て数息する者数百、少焉《しばらく》あつて衣《ころも》を振《ふる》ひ襟《えり》を正して、畏《お》づ畏づ鞠《きく》躬《きゅう》して、簾子《れんし》の中《うち》を望めば、朦朧《もうろう》として、幽が目を収めて端坐するを見る。蒼髪垂《そうはったれ》て膝《ひざ》に到り、朱顔麗《うるわし》ふして、棗《なつめ》の如し。大布の袍《ほう》を掛け、輭草《なんそう》の席に坐せり。窟中《くっちゅう》纔《わずか》に方五六笏《しゃく》にして全く資生《ししょう》の具無し。机上只《ただ》中庸と老子と金剛般若とを置く。予則ち礼を尽して苦《ねんご》ろに病因を告げ、且《か》つ救《すくい》を請ふ。少焉《しばらくありて》、幽眼《まなこ》を開いて熟々《つらつら》視《み》て、徐々として告げて曰く、我は是山中半死の陳人、櫨栗《ろりつ》を拾ひ食《くら》ひ、麋鹿《びろく》に伴つて睡《ねむ》る。此外《このほか》更に何をか知らんや。自ら愧《は》づ、遠く上人の来望を労することを。予即ち転々《うたた》咨叩《しこう》して休《や》まず。時に幽括如《てんじょ》として予が手を捉《と》らへて、精《くわし》く五内《ごない》を窺《うかが》ひ、九候《きゅうこう》を察す。爪甲《そうこう》長きこと半寸、惨乎《さんこ》として顙《ひたい》を攢《あつ》めてつげて云《いわ》く、已《やんぬる》哉《かな》、観理《かんり》度に過ぎ、進修《しんしゅう》節を失して、終《つい》に此の重症を発す、実に医治し難きものは、公の禅病なり。若《も》し鍼灸薬《しんきゅうやく》の三つの物を恃《たの》んで而《しか》して後に是を救はむと欲せば、扁倉《へんそう》力をつくし、華陀《かだ》額《ひたい》を攢《あつ》むるも奇功を見ること能《あた》はじ。公今既に観理の為《た》めに破らる、勤めて内観の功を積まずんば、終に起《た》つこと能はじ。是彼の起倒は必ず地に依るの謂《いい》なり。予が曰く、願《ねが》わくは内観の要秘を聞かん。学びがてらに是を修せん。幽粛々如《しゅくしゅくじょ》として容《かたち》をあらため、従容として告て曰く、嗚呼《ああ》、公の如きは問ふことを好むの士なり。我が昔聞ける所を以て微《すこ》しく公に告げんか、是養生の秘訣《ひけつ》にして人の知ること稀なり。怠らずんば必ず奇功を見ん。久視もまた期《ご》しつべし。夫《それ》大道分れて両儀あり、陰陽交和して人物生《な》る。先天の元気中間に黙運して、五臓列《つらな》り経脈《けいみゃく》行はる。衛気営血互《たがい》に昇降循環する者、昼夜に大凡《おおよそ》五十度、肺金は牝蔵《ひんぞう》にして膈上《かくじょう》に浮び、肝木は牡蔵《ぼぞう》にして膈下に沈む。心火は大陽にして上部に位し、腎水《じんすい》は大陰にして下部を占む。五臓に七神あり、脾腎各々二神を蔵《か》くす。呼は心肺より出で、吸は腎肝に入る。一呼に脈の行くこと三寸、一吸に脈の行くこと三寸、昼夜に一万三千五百の気息あり、脈一身を巡行すること五十次、火は軽浮にして、つねに騰昇を好み、水は沈重にして常に下流を務む。若《も》し人察せず、観照或は節を失し、志念或は度に過《す》ぐる則《とき》は、心火熾衝《ししょう》して、肺金焦薄す。金母苦しむ則は水子《すいし》衰滅す。母子互に疲傷して五位困倦《こんけん》し、六属凌奪《りょうだつ》す。四大増損し各々百一の病を生ず。百薬功を立すること能はず、衆医総に手を束《つか》ねて、終に告る処なきに到る。蓋《けだ》し生を養ふことは国を守るが如し。明君聖主は常に心を下《しも》に専《もっぱら》にし、暗君庸主は常に心を上《かみ》に恣《ほしいまま》にす。上に恣にする則《とき》は、九卿《きゅうけい》権に誇り、百僚寵《ちょう》を恃《たの》んで、曾《かつ》て民間の窮困を顧ること無し、野に菜色多く、国餓莩《がひょう》多し。賢良潜み竄《かく》れ、臣民瞋《いか》り恨む。諸侯離れ叛《そむ》き、衆夷《しゅうい》競ひ起《おこ》つて終に民庶を塗炭にし、国脉《こくみゃく》永く断絶するに到る。心を下に専らにする則は、九卿倹を守り百僚約を勤めて、常に民間の労疲を忘るゝこと無し。農に余《あ》まんの粟《ぞく》あり、婦に余まんの布有《あり》て、群賢来り属し、諸侯恐れ服して、民肥へ国強く、令に違するの烝民《じょうみん》なく、境を侵すの敵国なし。国、刁斗《ちょうと》の声を聞くことなく、民、戈戟《かげき》の名を知らず。人身もまた然《しか》り、至人《しじん》は常に心気をして下に充たしむ。心気下に充つる則は、七凶内《うち》に動くことなく、四邪また外《ほか》より窺《うかが》ふこと能はず。営衛《えいえ》充ち、心神健《すこやか》なり。口終に薬餌《やくじ》の甘酸を知らず、身終に鍼灸《しんきゅう》の痛痒《つうよう》を受けず。庸流《ようる》は常に心気をして上に恣《ほしいまま》にす。上に恣にする則は、左寸《さすん》の火、右寸《うすん》の金を尅《こく》して、五官縮まり疲れ、六親苦しみ恨む。是故《このゆえ》に漆園《しつえん》曰く、真人の息《いき》は是を息《そく》するに踵《くびす》を以てし、衆人の息は是を息するに喉《のど》を以てす。許俊が云く、蓋《けだ》し気下焦《かしょう》に在《あ》る則は、其息《そのそく》遠く、気上焦に有る則は、其息促《しじ》まる。上陽子が曰く、人に真一《しんいち》の気有り、丹田《たんでん》の中《なか》に降下《こうげ》する則は、一陽また復す。若《もし》人始陽初復の候を知らむと欲せば、暖気を以て是が信とすべし。大凡《おおよそ》生を養ふの道、上部は常に清涼ならんことを要し、下部は常に温暖ならんことを要せよ。末《それ》経脈の十二は、支の十二に配し、月の十二に応じ、時の十二に合《がっ》す。六爻《こう》変化再周して、一歳を全ふするが如し。五陰上《かみ》に居し、一陽下《しも》を占む。是を地雷復《ちらいふく》と云ふ。冬至の候なり。真人の息は是を息するに踵を以てするの謂《いい》か。三陽下に位し、三陰上に居す。是を地天泰《ちてんたい》と云ふ、孟正《もうしょう》の候なり。万物発生の気を含んで百卉《き》春化の沢《たく》を受く。至人元気をして下に充たしむるの象《しょう》、人是を得る則は、営衛充実し、気力勇壮なり。五陰下に居し、一陽上に止《とど》まる、是を山地剝《さんちはく》と云ふ。九月の候なり。天是を得る則は、林苑《りんえん》色を失し百卉荒落す。是衆人の息は、是を息するに喉を以てするの象、人是を得る則は、形容枯槁《ここう》し、歯牙《しが》揺《ゆる》ぎ落つ。所以《このゆえ》に延寿書に云く、六陽共に尽く則は、是全陰の人、死し易《やす》し。須《すべか》らく知るべし、元気をして常に下に充《みた》しむ、是生を養ふの枢要なることを。昔し呉契初《ごかいしょ》、石台《せきだい》先生に見ゆ。斎戒して錬丹《れんたん》の術を問ふ。先生の云く、我に元玄真丹《げんげんしんたん》の神秘あり、上々の器《き》にあらざるよりんば、得て伝ふべからず。古《いにし》へ黄成子《こうせいし》是を以て黄帝《こうてい》に伝ふ。帝三七斎戒して是を受く。夫大道の外《ほか》に真丹なく、真丹の外に大道なし。蓋《けだ》し五無漏《むろ》の法あり。偏《なんじ》の六欲を去り、五官各々其職を忘るゝ則は、混然たる本源の真気彷彿《ほうふつ》として目前に充つ。是彼《か》の大白道人の謂《いわ》ゆる我が天を以て事《つかう》る所の天に合する者なり。孟軻氏《もうかし》の謂ゆる浩然《こうぜん》の気、是をひきいて臍輪《さいりん》気海《きかい》丹田《たんでん》の間《あいだ》に蔵《おさ》めて歳月を重ねて、是を守一にし去り、是を養て無適にし去て、一朝乍《たちま》ち丹竈《たんそう》を掀翻《きんぽん》する則は、内外《ないげ》、中間《ちゅうげん》、八紘《こう》、四維《ゆい》、総《そう》に是一枚の大還丹《だいげんたん》。此時に当《あたっ》て初《はじめ》て自己即ち是《これ》天地に先《さきだ》つて生ぜず、虚空に後れて死せざる底《てい》の真箇長生久視の大神仙《だいしんせん》なることを覚得せん。是を真正丹竈《しんしょうたんそう》功成る底《てい》の時節とす。豈《あ》に風に御し霞《かすみ》に跨《また》がり地を縮め水を踏む等の瑣末《さまつ》たる幻事《げんじ》を以て懐《かい》とする者ならんや。大洋を攪《か》いて酥酪《そらく》とし、厚土を変じて黄金とす。前賢曰く、丹は丹田なり、液は肺液なり。肺液を以て丹田に還《か》へす。是故に金液還丹と云ふ。予が曰く、謹《つつしん》で命を聞《き》いつ。且《しば》らく禅観を抛下《ほうげ》し、努め力《つと》めて治するを以て期《ご》とせん。恐るゝ所は李士才《りしさい》が謂ゆる清降に偏《へん》する者にあらずや。心を一処に制せば、気血或は滞碍《たいげ》することなからむか。幽微々として笑て云く、然らず、李氏云はずや、火の性《しょう》は炎上なり、宜《よろ》しく是を下らしむべし。水の性は下《くだ》れるに就く、宜しく是をして上《のぼ》らしむべし。水上り火下る、是を名づけて交と云ふ。交《まじわ》る則は既済《きせい》とす。交らざる則は未済《みせい》とす。交は生の象《しょう》、不交は死の象なり。李家が謂ゆる清降に偏なりとは、丹渓《たんけい》を学ぶ者の弊を救はむとなり。古人云く、相火《しょうか》上り易きは身中の苦しむ所、水を補ふは、火を制する所以《ゆえん》なり。蓋《けだ》し火に君相《くんしょう》の二義あり、君火は上《かみ》に居して静を主《つかさ》どり、相火は下《しも》に処して動をつかさどる。君火是《これ》一心の主なり、相火は宰輔《さいほ》たり、蓋し相火に両般あり、謂ゆる腎と肝となり。肝は雷《らい》に比し、腎は龍に比す。是故に云ふ、龍をして海底に帰せしめば、必ず迅発《じんぱつ》の雷なけん。但《ただ》し雷をして沢中に蔵《かく》れしめば、必ず飛騰の龍なけん。海《かい》か沢《たく》か水にあらずと云ふことなし。是相火上《のぼ》り易きを制するの語にあらずや。又曰く、心労煩する則は、虚して心熱す。心虚する則は、是を補するに心を下して以て腎に交《まじ》ゆ。是を補と云ふ。既済の道なり。公先《さき》に心火逆上して此重痾《じゅうあ》を発す。若《も》し心を降下せずんば、縦《たと》ひ三界の秘密を行じ尽したりとも起つこと得じ。且《かつ》つ又我が形模《ぎょうも》、道家者流に類するを以て、大《おおい》に禅に異なる者とするか、是禅なり。佗日《たじつ》打発せば、大に笑つべきの事有らむ。夫《そ》れ観は無観を以て正観《しょうかん》とす。両観の者を邪観とす。向《さ》きに公多観を以て此重症を見る。今是を救ふに無観を以てす、また可ならずや。公若し心炎意火を収めて、丹田及び足心の間におかば、胸膈《きょうかく》自然《じねん》に清涼《しょうりょう》にして一点の計較《けきょう》思想なく、一滴の識浪情波なけん。是真観《しんかん》清浄観《しょうじょうかん》なり。云ふことなかれ、しばらく禅観を抛下《ほうげ》せんと。仏の言はく、心を足心にをさめて、能《よ》く百一の病を治すと。阿含《あごん》に酥《そ》を用るの法あり、心の労疲を救ふこと尤《もっとも》妙なり。天台の摩訶止観《まかしかん》に病因を論ずること甚《はなは》だ尽せり。治法を説くことも亦《また》甚だ精密なり。十二種の息あり、よく衆病を治す。臍輪《さいりん》を縁して豆子《とうし》を見るの法あり。其大意、心火を降下して丹田及び足心に収るを以て至要とす。但《ただ》病を治するのみにあらず、大《おおい》に禅観を助く。蓋《けだ》し繫縁諦真《けえんたいしん》の二止《し》あり、諦真は実相の円観、繫縁は心気を臍輪《さいりん》気海丹田の間に収め守るを以て第一とす。行者是を用るに大に利あり。古《いにし》へ永平の開祖師、大宋に入て如浄《にょじょう》を天童に拝す。師一日密室に入て益《やく》を請ふ。浄曰く、元子《げんす》坐禅の時、心を左の掌《たなごころ》の上におくべしと。是即ち顗《ぎ》師の謂ゆる繫縁《けえん》止《し》の大略なり。顗師初め此の繫縁内観の秘訣を教へて、其家兄鎮慎《かけいちんしん》が重痾《じゅうあ》を万死の中に助け救ひ玉ふことは、精しくは小止観の中に説けり。又白雲和尚曰く、我つねに心をして腔子《こうし》の中に充たしむ。徒を匡《ただ》し、衆を領し、賓を接し、機に応じ、及び小参普説七縦八横の間において、是を用ひてつくることなし。老来殊に利益多きことを覚ふと。寔《まこと》に貴《たっと》ぶべし。是蓋し素問《そもん》に云ゆる括澹虚無《てんたんきょむ》なれば、真気是にしたがふ。精神内に守らば、病何《いず》れより来らむと云ふ語に本《もと》づき玉ふものならむか。且《か》つ夫れ内に守るの要、元気をして一身の中に充塞《じゅうそく》せしめ、三百六十の骨節、八万四千の毛竅《もうきょう》、一毫髪《ごうはつ》ばかりも欠缺の処なからしめんことを要す。是生を養ふ至要なることを知るべし。彭祖《ほうそ》が曰く、和神導気の法、当さに深く、密室を鎖《とざ》し、牀《しょう》を安し、席を煖《あたた》め、枕の高さ二寸半、。正身偃臥《しょうしんえんが》し、瞑目《めいもく》して心気を胸膈《きょうかく》の中に閉ざし、鴻毛《こうもう》を以て鼻上につけて動ざること三百息を経て、耳聞く処なく、目見る処なく、斯《かく》の如くなる則は、寒暑も侵かすこと能《あた》はず、蜂蠆《ほうたい》も毒すること能はず、寿三百六十歳、是真人に近かしと。又蘇内翰《そないかん》が曰く、已《すで》に飢へて方《まさ》に食し、未《いま》だ飽かずして先止《まずとど》む。散歩逍遙《さんぽしょうよう》し務めて腹をして空《す》からしめ、腹の空なる時に当て即ち静室《じょうしつ》に入り、端坐黙然《たんざもくねん》として出入の息《いき》を数へよ。一息《そく》よりかぞへて十に到り、十より数へて百に到る。百より数へ将《も》ち去て千に到て、此身兀然《ごつぜん》として此心寂然《じゃくねん》たること虚空と等し。斯《かく》の如くなること久《ひさし》ふして一息おのづから止《とど》まる。出でず入らざる時、此息《このいき》八万四千の毛竅《もうきょう》の中より雲蒸《くもむ》し、霧起るが如く、無始劫来《ごうらい》の諸病自《おのずか》ら除き、諸障自然《じねん》に除滅することを明悟せん。譬《たと》へば盲人の忽然《こつねん》として眼《まなこ》を開くが如《ごと》けん。此時人に尋ねて路頭を指すことを用ひず。只《ただ》要す、尋常言語《ごんご》を省略して、爾《なんじ》の元気を長養せんことを。是故に云ふ、目力《もくりき》を養ふ者は常に瞑《めい》し、耳根を養ふ者は常に飽き、心気を養ふ者は常に黙すと。予が曰く、酥《そ》を用《もちい》るの法、得て聞いつべしや。幽が曰く、行者定中《じょうちゅう》、四大調和せず、身心ともに労疲することを覚せば、心を起して応《ま》さに此想を成すべし。譬へば色香清浄の輭蘇《なんそ》鴨卵《おうらん》の大さの如くなる者、頂上に頓在《とんざい》せんに、其気味微妙《みみょう》にして、遍《あまね》く頭顱《ずろ》の間《あいだ》にうるほし、浸々として潤下《じゅんか》し来《きたっ》て、両肩及び双臂《そうひ》、両乳胸膈《りょうにゅうきょうかく》の間、肺肝腸胃、脊梁臀骨《せきりょうどんこつ》、次第に沾注《てんちゅう》し将《も》ち去る。此時に当て胸中の五積《しゃく》六聚《じゅ》、疝痾塊痛《せんあかいつう》、心に随て降下すること、水の下につくが如く、歴々として、声あり。遍身を周流《しゅうる》し、双脚を温潤し、足心に至て即ち止《や》む。行者再び応さに此観を成すべし。彼の浸々として潤下する所の余流《よる》、積り湛《たた》へて暖め蘸《ひた》すこと、恰《あたか》も世の良医の種々妙香の薬物《やくもつ》を集め、是を煎湯《せんとう》して浴盤《よくばん》の中に盛り湛へて、我が臍輪《さいりん》已下《いか》を漬《つ》け蘸《ひた》すが如し。此観をなすとき、唯心所現《ゆいしんしょげん》の故に、鼻根乍《たちま》ち希有《けう》の香気を聞き、身根俄《にわか》に妙好の輭触《なんそく》を受く。身心調適なること、二三十歳の時には遙《はるか》に勝れり。此時に当て積聚《しゃくじゅ》を消融し、腸胃を調和し、覚へず肌膚《きふ》光沢を生ず。若其《もしそれ》勤めて怠らずんば、何《いず》れの病か治せざらむ、何れの徳かつまざらむ、何れの仙か成ぜざる、何れの道か成ぜざる。其功験《くけん》の遅速は、行人の進修の精麁《せいそ》に依《よ》るらくのみ。走、始め丱歳《かんさい》の時、多病にして公の患《うれい》に十倍しき。衆医総《そう》に顧みざるに到る。百端を窮《きわ》むといへども、救ふべきの術なし。此《ここ》において上下の神祇《じんぎ》に祈て、天仙《てんせん》の冥助《みょうじょ》を請ひ願ふ。何の幸《さいわい》ぞや、計らずも此の輭酥《なんそ》の妙術を伝受することを。歓喜《かんぎ》に堪《た》へず綿々として精修す。未だ期月ならざるに、衆病大半消除す。爾来身心軽安《きょうあん》なることを覚ゆるのみ。癡々《ちち》兀々《ごつごつ》、月の大小を記せず、年の潤余を知らず、世念《よねん》次第に軽微にして、人欲の旧習もいつしか忘れたるが如し。馬年今歳何十歳なることもまた知らず。中頃端由《なかごろたんゆう》有て若州の山中に潜遁《せんとん》する者大凡《おおよそ》三十歳、世人都《すべ》て知ることなし。其中間《ちゅうげん》を顧るに、恰《あたか》も黄粱《こうりょう》半熟の一夢の如し。今、此山中無人の処《ところ》に向て此枯槁《このここう》の一臭骨《しゅうこつ》を放て、太布の単衣纔《わずか》に二三片を掛け、厳冬の寒威、綿を折《くじ》くの夜といへども、枯腸を凍損するにいたらず、山粒すでに断へて穀気を受けざること、動《やや》もすれば数月に及ぶといへども、終に凍餒《とうだい》の覚へも無きことは、皆此観の力ならずや。我今既に公に告るに一生用ひ尽さゞる底の秘訣を以てす。此外更に何をか云はんやと云て、目を収めて黙坐す。予も亦《また》涙を含んで礼辞す。徐々として洞口を下れば、木末《こずえ》纔《わずか》に残陽を掛く。時に屐声《げきせい》の丁々《ちょうちょう》として山谷《さんこく》に答ふるあり、且《か》つ驚き且つ怪んで畏《お》づ畏づ四顧すれば、遙《はるか》に幽が巌窟《がんくつ》を離れて自ら送り来るを見る。即ち曰く、人迹《じんせき》不到の山路、西東《さいとう》分ち難《がた》し。恐《おそら》くは帰客を悩《なやま》せん。老夫しばらく帰程を導かんと云て、大駒屐《だいくげき》を着け、痩鳩杖《そうきゅうじょう》をひき、巉巌《ざんがん》を踏み、嶮《けん》岨《そ》を陟《のぼ》ること、瓢々《ひょうひょう》として坦途《たんと》を行くが如く、談笑して先駆す。山路遙《はるか》に里許《りばかり》を下て彼《かの》渓水の処に到て即ち曰く、此の流水に随《したが》ひ下らば、必ず白河《しらかわ》の邑《ゆう》に到らむと云て、惨然《さんぜん》として別る。且《しば》らく柴立《さいりつ》して幽が回歩を目送するに、其老歩の勇壮なること、飄然《ひょうぜん》として世を遁《のが》れて羽化して登仙《とうせん》する人の如し。且《か》つ羨《うらや》み且つ敬す。自ら恨む、世を終るまで此等の人に随逐《ずいちく》すること能《あた》はざることを。徐々として帰り来て、時々に彼の内観を潜修するに、纔《わずか》に三年に充たざるに、従前の衆病、薬餌《やくじ》を用ひず、鍼灸《しんきゅう》を仮《か》らず、任運に除遣す。特《ひと》り病を治するのみにあらず、従前手脚を挾《さしはさ》むこと得ず、歯牙《しが》を下すこと得ざる底《てい》の難信難透、難解《なんげ》難入底《なんにゅうてい》の一着子《ちゃくす》、根《ね》に透《とお》り底《そこ》に徹して、透得過《とうとくか》して大歓喜を得るもの、大凡《おおよそ》六七回、其余《そのよ》の小悟、怡悦踏舞《いえつとうぶ》を忘る〻ものの数をしらず。妙喜の謂ゆる大悟十八度、小悟数を知らずと。初て知る、寔《まこと》に我を欺かざることを。古へ二三緉《りょう》の襪《べつ》を着るといへども、足心常に氷雪の底《そこ》に浸すが如くなる者、今既に三名厳寒《ごうかん》の日といへども、襪《べつ》せず、炉《ろ》せず、馬歯《ばし》既に古稀を越へたりといへども、指すべき半点の小病もまた無きことは、彼の神術の余勲ならんか。云ふことなかれ、鵠林半死《こくりんはんし》の残喘《ざんぜん》、多少無義荒唐《たしょうむぎこうとう》の妄談《もうだん》を記取して以て佗《た》の上流《じょうる》を誑惑《きょうわく》すと。是宿《つと》に霊骨有て、一槌《つい》に既に成《じょう》ずる底《てい》の俊流《しゅんる》の為《た》めに設《もうく》るにあらず。癡鈍《ちどん》予が如く、労病予に類《たぐ》ひする底、看読して子細に観察せば、必ず少しき補《おぎない》ならんか。只《ただ》恐る、別人の手を拍して大笑せんことを。何が故ぞ。馬、枯箕《こき》を咬《か》んで、午枕《ごちん》に喧《かまび》すし。

あとがき

白隠禅師の著書『夜船閑話《やせんかんな》』をはじめ『遠羅天釜《おらてがま》』などには、みずから招いた呼吸の失敗から身心両面に大きな痛手をうけたことが書かれている。後にすぐれたひさご腹丹田呼吸を開発し、それにより体は驚くべき強健体となり、あわせて白隠禅師独特の活力禅がそこから生まれた。白隠禅は深い禅の境地を展開し、臨済禅の中興の祖と仰がれるに至った。同時にみずから体験した禅病を見事に追放し、あわせて同病に悩む修行僧を救った。そればかりでなく、多くの人々の諸病をも快癒せしめている。

この活力禅は力強い呼気性丹田呼吸が主となっており、前述の現代諸病を追放する威力を備えている。同時にすぐれた大自在力が養われる。この丹田呼吸を三呼一吸法で行なえば、所要時間はワンセットわずか五分ほどですむ。それを積み重ねてゆくに従い、足の指先までも暖かくなるほど血液循環がよくなる。この呼気性丹田呼吸により全身の体細胞に酸素いっぱいの生活が可能となる。脳細胞はたえず活性化され、そこから逞《たくま》しさと大自在性が身につくのである。

本書では、多少の医学的な解説を試みたけれども、しかし白隠禅師の呼吸の全貌《ぜんぼう》を描き出すことは至難であり、私はその一端に触れたのみである。今後も志を同じくする方々とともに、あの大自在力を得た禅師の生き方をさらに学んでいきたい。

なお、執筆に当たり東大教授鎌田茂雄先生の御理解と御厚意をいただき、その著『白隠』（日本の禅語録 19、講談社刊）における『夜船閑話』の原文および口語訳を参考にさせていただいた。

また直木公彦先生の著『白隠禅師の健康法と逸話』（日本教文社刊）の消化しきった表現に魅せられ、多々参考にさせていただいたことを深謝したい。また医家であられる高山峻先生の『白隠禅師の夜船閑話』（大法輪閣刊）、あるいは陸川堆雲先生の『評釈　夜船閑話』（山喜房仏書林刊）の貴重な記述も参考にさせていただいた。諸先生に深く感謝する次第である。

昭和六十年十月

村木弘昌

本書は『医僧 白隠の呼吸法――「夜船閑話」の健康法に学ぶ』（柏樹社刊）の新版です

〈著者紹介〉
村木弘昌（むらき ひろまさ）
1912年　静岡県に生まれる。
1936年　東京医科歯科大学卒業。
1943年　社団法人調和道協会会員となる。
1946年　慶応大学医学医専部卒業。
1959年　東京大学より医学博士号を授与される。
1960年　道祖藤田霊斎師の後を嗣ぎ第二代会長となる。
1991年　逝去。
著書に『万病を癒す丹田呼吸法』『釈尊の呼吸法』（春秋社）、『丹田呼吸健康法』（創元社）などがある。

特定非営利活動法人 丹田呼吸法普及会
〒116-0014 東京都荒川区東日暮里三丁目26番5号
tandenbreathing@hotmail.com

白隠の丹田呼吸法 『夜船閑話』の健康法に学ぶ

2003年4月8日　第1刷発行
2025年6月10日　第13刷発行

著　　者　村木弘昌
発 行 者　小林公二
発 行 所　株式会社 春秋社
〒101-0021　東京都千代田区外神田2-18-6
電話　03-3255-9611（営業）
　　　03-3255-9614（編集）
振替　00180-6-24861
https://www.shunjusha.co.jp/
装 幀 者　芦澤泰偉
印 刷 所　信毎書籍印刷株式会社
製 本 所　ナショナル製本協同組合

ISBN4-393-71045-2　定価はカバー等に表示してあります